病気にならない体を作る！

免疫力を高める とっておき メニュー

著　菊池真由子（管理栄養士）

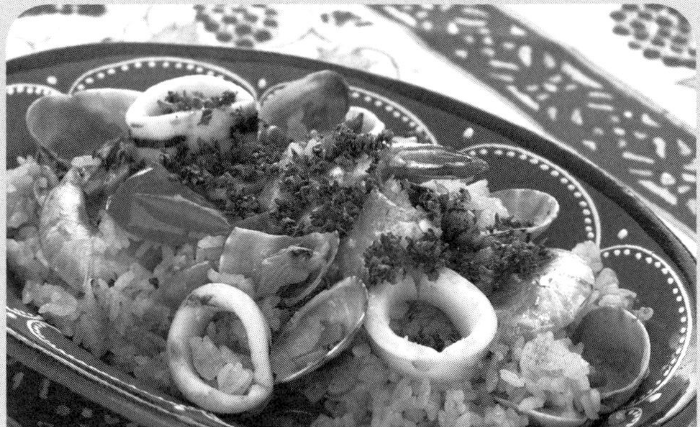

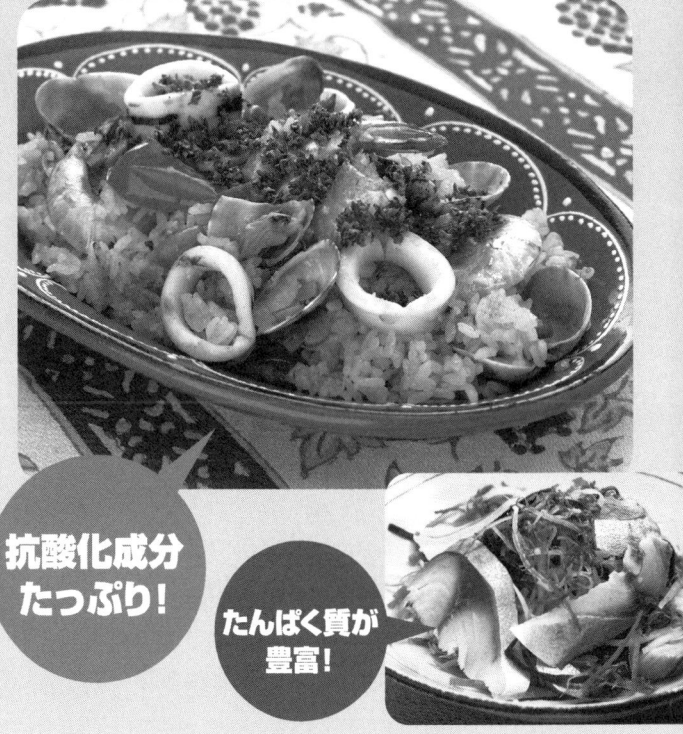

抗酸化成分
たっぷり！

たんぱく質が
豊富！

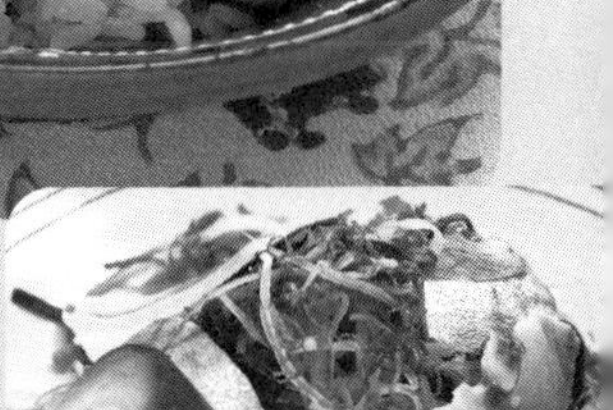

おいしく食べて健康になる食事と食品

同文書院

はじめに

「免疫」とは、体の内なる治癒力を引き出すしくみのことです。最近では健康増進のためや免疫にまつわる病気など、さまざまな方面から注目されています。しかし、免疫のしくみはまだまだ未知の分野や研究途上の部分が数多くあります。たとえば特定の時期だけアレルギー症状を起こす花粉症や自己免疫疾患、臓器移植などで免疫抑制剤を使用する場合など、病気と免疫との関係もさまざまです。

免疫力を高めれば病気にかかりにくくなるわけですが、そのためには「栄養」「運動」「休養(睡眠)」の三本柱が大切です。今回は、そのうちの「栄養」を取り上げ、身近な食品（材料）で免疫力を高めるメニューをご紹介することにしました。

健康な方はもちろん、病気と闘っている患者さんや看病にあたられるご家族が退院後や自宅治療中にも活用していただけるよう、調理方法が簡単で、減塩、低エネルギーなども配慮したメニュー作りを心がけました。

ただし、食事療法を行っている場合には、まずそちらを優先してください。また、健康な方にとっては免疫力を高める食品でも、服薬中の場合、医薬品との相互作用（副作用）を起こす場合があります（p136）。これらの食品はできるだけ取り扱いを控えましたが、服薬中の方はあらかじめ、主治医や薬剤師、管理栄養士・栄養士に「避けるべき食品の有無」や「内容」をご確認のうえ、該当の食品があれば避けるようにしてください。

なお、この本でご紹介したレシピがすべてではありませんので、その時の体調や気分に合わせてメニューを選んだり、アレンジを加えてみてください。免疫力を高めるには「おいしく、楽しい食卓」を作ることが一番大切なのです。

みなさまが健やかな生活と、人生を楽しまれることを心から願っております。

著者　菊池真由子

もくじ

この本の使い方

「体の自然な治癒力（免疫力）」は、さまざまな臓器や血液、血管、骨髄、リンパ節、各種細胞などが協力しあってはじめて力を発揮できるようになっています。このシステムを維持したりパワーアップさせるには次のようなポイントが挙げられます。

①ビタミンやミネラル類を豊富にとる

②たんぱく質をしっかり補給する

③抗酸化成分をたっぷりとる

④腸内細菌を活発にさせる成分をとる

これらをふまえ、本書では免疫力を高める効果がある食品を中心としたメニューを作成しました。各メニューには免疫力アップへの貢献度を★であらわし、特徴をそれぞれマークで示しています。

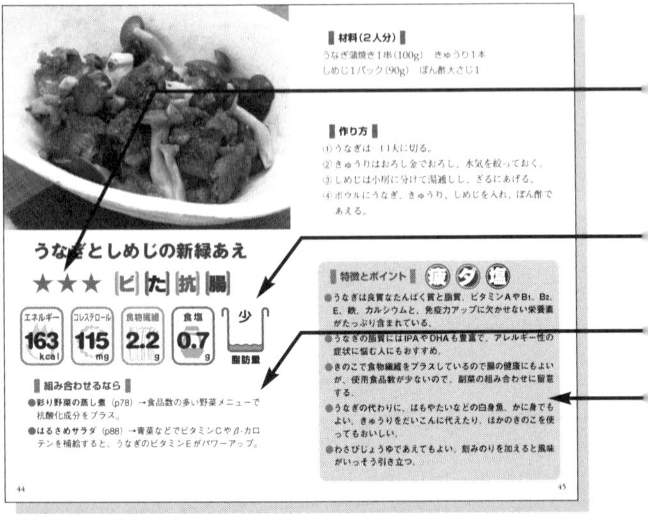

【マークについて】

免疫力アップに効果をもたらす特徴を示す

[ビ] ビタミンやミネラル類が豊富

[た] たんぱく質をしっかり補給できる

[抗] 抗酸化成分がたっぷり含まれている

[腸] 腸内細菌を活発にさせる成分が多い

付随して期待できる健康効果を示す

(疲) 肉体疲労の回復におすすめ

(ダ) ダイエット中におすすめ

(塩) 食塩量が控えめになっている

【レシピについて】
・栄養量の数値は、「五訂日本食品標準成分表」を参考に算出しています。
・材料の部分に、「油」とだけ記載されているときは、植物油であれば何でもかまいません。また、「だし汁」もお好みの和風だしを使用してください。

■ 免疫力アップへの貢献度を示します。★★は「免疫力アップに不可欠な血液や筋肉、免疫細胞などの材料になる成分が多い」、★★★は「免疫力をパワーアップしてくれる成分が多い」メニューです。また、特徴についてもマークで示しました

■ エネルギー量、コレステロール、食物繊維、食塩相当量は、すべて１人分の数値です。免疫力を維持するために重要な適正体重の維持に密接に関わる、脂肪量も表示しました

■ このメニューのもち味をいかした、栄養バランスのよい組み合わせ例をご紹介しました

■ このメニューが免疫力アップにどのような効果があるのか、調理の際のポイント、変更できる食品などをご紹介しています。付随して期待できる健康効果も示しました

免疫力とは？

「免疫」は体の自然な治癒力

「免疫」は「疫《えき》（病気の意味）を免《まぬか》れる」という意味で、文字どおり病気から体を守るしくみのことをいいます。以前は、ある種の感染症に対する「二度かかりなし」という意味で使われてきました。しかし今日ではそれだけでなく、さまざまなストレスやアレルギーを起こす物質などから体を守る「生体防御反応のしくみ」として理解されるようになってきました。感染症以外にもアレルギーやがん、花粉症などの予防と治療などにも発展して研究されているのです。

免疫の能力、つまり免疫力には年齢や運動、休養（睡眠）などが関係しています。そしてもっとも注目されているのが「栄養」との関係で、現在では各種の栄養素や食品成分が、免疫のしくみや能力に大きな影響を及ぼすこともわかってきました。食事と免疫の関係を知って、人間本来のもつ「内なる治癒力＝免疫力」を伸ばしていきましょう！

また、「運動」による体力作りと、睡眠などの「休養」も欠かせません。「栄養・運動・休養」の3つの柱で免疫力をパワーアップさせていきましょう。

免疫力と病気

日々の生活を送るうえで自分に見合った免疫力を身につけておくことは、日頃の健康管理に欠かせません。

免疫はかぜのような感染症はもとより、がんをはじめ多くの生活習慣病にも関わっていることがわかってきていますし、花粉症、アトピー性皮膚炎なども免疫バランスの崩れが原因だと考えられます。

例えば同じ物を食べても、食中毒を起こして下痢になる人とならない人がいますね。この違いが免疫力の差で、下痢を起こしてしまう人は免疫力が低く、起こさない人は免疫力が高い、ということです。

また、私たちの体は日々食べ物や紫外線、ストレス、ウイルスなどによって遺伝子が傷つけられ、がん細胞ができています。しかしすぐにがんにならずにいるのは、免疫細胞ががん細胞を監視してやっつけ、がん化を抑えているからです。体の外側からやってくる「悪者」をはねかえし、体の内側にできてしまう「悪者」もやっつける力が免疫力なのです。

免疫力にはかなり個人差があり、遺伝の影響を大きく受けることもわかってきました。しかし、ある病気に強い遺伝子をもつ人でも別の病気には簡単にかかってしまうように、すべての病気に万能というわけではありません。しかも免疫力は食生活やストレス、季節などに応じて変化しやすいものです。病気を予防し、健康を維持するためにはつねに免疫力を高める努力をしなければなりません。

あなたの免疫力をチェック！

気になる症状をチェックしてみましょう！「はい」、「いいえ」で答えてください。

1 かぜを引きやすい
2 口内炎になりやすい
3 疲れやすい、または取れにくい
4 下痢や便秘になりやすい
5 顔色が悪い、または実年齢より老けて見えてしまう
6 ストレスがたまっている
7 食事が不規則だったり、抜いたりする
8 野菜が嫌い、またはあまり食べない
9 食べ物の好き嫌いが激しい
10 外食やインスタント食品を食べる回数が多い
11 よく薬を飲んでいる
12 たばこを吸う
13 運動不足だと思う
14 寝つきが悪い、または熟睡できない

●「はい」が3個以下の人

免疫力は青信号！　免疫力はささいな食習慣の変化で低下しやすいものです。いまの食生活を維持しつつ、「はい」の数を減らすようにできるといいですね。

●「はい」が4個以上9個以下の人

免疫力は黄色信号！　免疫力が落ちている可能性が高いです。一度に全部は難しいですから、変えやすい生活習慣を選んで改善していく努力を。これ以上「はい」が増えてしまわないようにすることも必要です。

●「はい」が10個以上の人

免疫力は赤信号！　いますぐ生活習慣を変えていくことをおすすめします。実際の年齢よりも体力年齢が落

ちているかもしれません。しかし「はい」の項目がひとつでも減らせたらぐっとよくなってきます。がんばってみましょう！

免疫力を高める食事、下げる食事

免疫力はエネルギー（カロリー）の過不足、つまり体重の過不足でも低下します。しかし、実際は食事から得る栄養成分によって、もっと複雑に作用しているのです。食事はエネルギーの補給だけではなく、さまざまな栄養素を補給してくれます。そしてこれらの栄養素が、免疫システムに大きな役割を果たしていることが次々に明らかにされてきました。

＜免疫力を下げる食事＞

- **ビタミンやミネラル類が不足している**
- **たんぱく質が少ない**
- **脂肪が多い**

＜免疫力を高める食事＞

- **ビタミンやミネラル類をしっかりとる**
- **適切な量のたんぱく質が含まれる**
- **抗酸化成分（野菜に含まれるポリフェノールなど）をたっぷりとる**
- **腸内細菌を活発にさせる成分（乳酸菌や食物繊維など）を多めにとる**

免疫力はウイルスや細菌からだけでなく、日常生活からも体を守ってくれています。たとえば、ストレスが多くなると、食欲が乱れて栄養バランスも崩れやすくなります。また、不規則な食生活や食べ過ぎは、栄養の過剰や偏りを招きがち。肥満にもつながり、免疫力を下げる原因となります。逆にダイエットなどで栄養が不足していても、免疫力がダウンしてしまいます。

免疫力を高める要因としては、「栄養・運動・休養」のバランスがよい状態であることに加えて「笑い」が挙げられます。食事を楽しくいただくと、おいしさも増しますね。自然と胃腸も活発になって、免疫力アップに必要な成分をより多く吸収することができるのです。「笑い」には免疫力を増強させる効果があることもわかってきました。楽しく食事をすることでストレスも解消され、免疫力はさらにアップ！

＜免疫力を下げる要因＞

・ストレス
・栄養の過剰あるいは不足、極端なダイエット
・運動不足や睡眠不足
・老化（加齢）
・不規則な生活
・飲酒や喫煙
・紫外線や大気汚染

＜免疫力を高める要因＞

- バランスのよい食事
- 適度な運動
- 十分な睡眠や休養
- 「笑い」や、ストレスを解消する趣味など

■栄養・運動・休養（睡眠）のバランス■

免疫力を十分に発揮し、健康を維持するには、「栄養・運動・休養」のすべてが重要で、3つのバランスが整っているということが大切です（図1）。反対に、過不足があると免疫力はバランスを失って正常に機能しなくなったり、パワーダウンしてしまうのです。

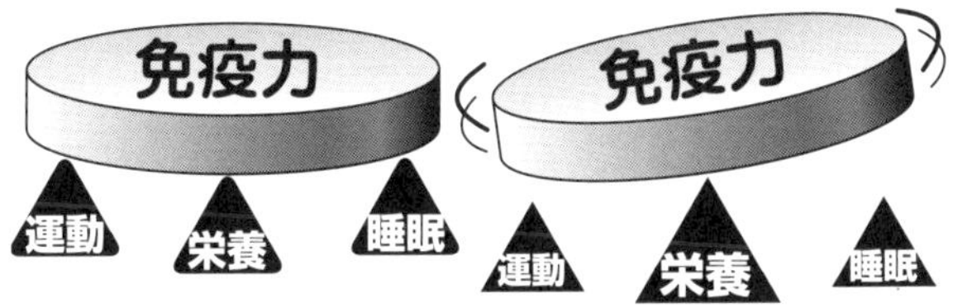

すべてのバランスがよい状態

栄養だけが多いと不安定になりパワーダウンしてしまう

（図1）免疫力を上げるには「栄養・運動・休養」のバランスが大切

とくに注目されているのが「栄養」です。栄養は免疫力を高めるだけではなく、体の中で免疫の機能を支える材料を作ったり、機能そのものを維持するための大切なエネルギー源なのです。ただし、栄養だけが多過ぎると免疫力を栄養だけで支えることになるので免疫力が不安定になります。逆に栄養が不足すると、免疫力そのものが低下してしまいます。

ストレスについて

私たちは、イライラや不安感などの「精神的ストレス」がかかった状態が続くと、怒りっぽくなったり、落ち込みやすくなったりします。すると体内でも変化が生じ、免疫力の低下を起こします。

一方、体が受ける紫外線や発がん物質、気温の変化などの「肉体的ストレス」もまた、免疫力を下げる要因となります。しかし私たちは、体と心の成長を通してこれらのストレスに打ち勝っているのです。

それでも乗り越えられないストレスがある……そんな時は運動と休養の出番です。運動は憂うつな気持ちを減らして爽快感をもたらしてくれます。しかも体の疲れがあるとぐっすり眠ることができ、休養の要《かなめ》である睡眠中のストレス解消効果もアップします。運動はストレッチや散歩など、楽しくマイペースで続けられるものがよいですね。もちろん趣味や旅行、ショッピングなど、楽しい時間を過ごすことでもかまいません。健康な体作りには栄養が必要なように、心にも栄養が必要なのです。

がんに立ち向かう野菜たち

免疫関係の研究が進むなか、ふだん何気なく食べている食品が、がんから身を守るうえでとても重要な役割を果たしていることがわかってきました。なかでも注目されているのが、アメリカの国立がん研究所を中心に作られた「デザイナーフーズ・リスト」です。がん予防に期待できる植物性食品を重要度別に分類し、図示、公表されています（図２）。

ピラミッドの頂点に近い食品ほどがん予防への重要度は高いとされていますが（同じ枠の中の順序は重要度と関連はありません）、引き続き食品中の発がん抑制成分の効果や働きを解明する研究が進められているので順位や順序が変わったり、追加される可能性もあります。

現在の研究では「抗酸化（老化を防ぐ）」「免疫力強化」がキーワードになっています。ピラミッドに取り上げられている食品たちは、がん予防を主眼にしているようですが、がん再発防止、ほかの疾病（とくに生活習慣病）への予防効果などに応用して考えることができます。このリストにある物を食品選びのひとつの判断基準として覚えておくとよいでしょう。

ただし、アメリカでの研究だけに、「日本ではよく食べられているが、アメリカではほとんど食べられていない食品」がリストから抜けています（海藻類や、きのこ類、野菜類など）。「リストにないので予防効果がない」と判断しないようにしましょう。

また、実際の食生活ではいろいろな野菜類を一緒に食べていますし、特定の成分だけががんと闘っているわけではありません。野菜そのものにもさまざまな種類や成分が存在し、たくさんの種類が複雑に作用して、体内で相乗効果をもたらしているのです。

ですから、いくらがんの予防や免疫能力の向上効果があるといっても、特定の野菜やきのこばかりを食べることはおすすめできません。むしろ栄養の偏りをもたらす危険性もありますので、あくまでも「多めに取り入れる」ぐらいにとどめておきましょう。

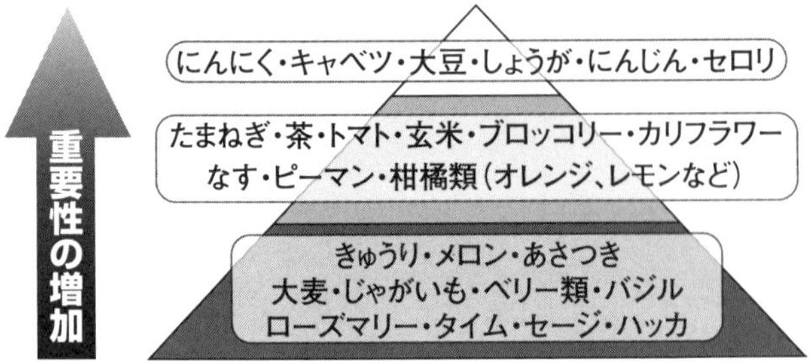

(図2) デザイナーフーズ・ピラミッド

※現在40種類程度の食品がリストアップされていますが、日本で入手可能な食品を中心にまとめてあります。
※ベリー類とは「ストロベリー(いちご)」「ブルーベリー」といった「××ベリー」と呼ばれる果物です。

●デザイナーフーズ・リストには収録されていないが、日本ではなじみが深く、同様の効果が期待できる食品

にら、せり、パセリ、だいこん、かぶ、かぼちゃ、しそ、ごぼう、ほうれんそう、さつまいも、海藻類(わかめ、こんぶ、ひじき、のりなど)、きのこ類(しいたけ、えのきたけ、しめじ、まいたけなど)、ごま、わさび、キウイフルーツ、アボカド、プルーン、パパイヤ

主食

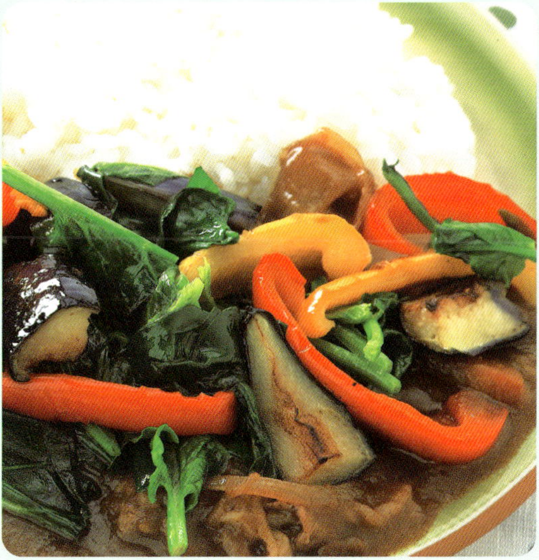

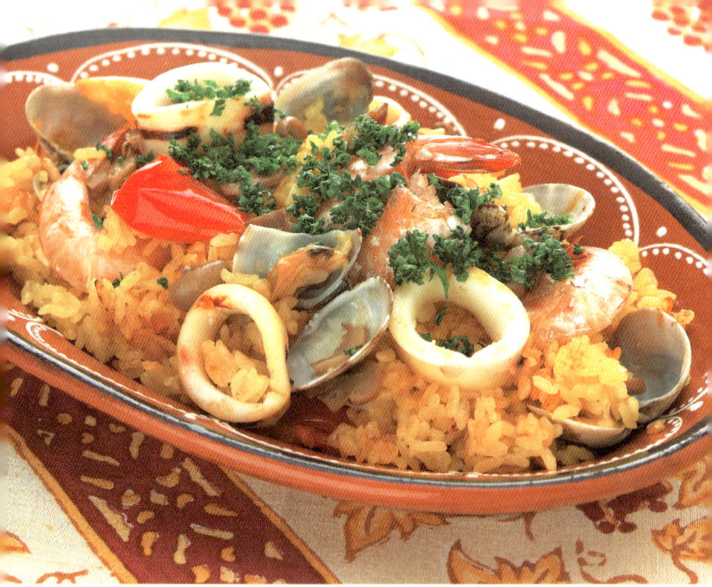

パエリア風シーフードごはん

★★★ た 抗

エネルギー	コレステロール	食物繊維	食塩	脂肪量
402 kcal	220 mg	1.8 g	2.6 g	少

組み合わせるなら

- アスパラガスとブロッコリーのわさびマヨネーズ（p70）→ビタミン類や食物繊維が豊富な野菜や海藻のサラダを追加する。
- トロピカルヨーグルト（p104）→ヨーグルト、果物など乳酸菌やビタミン類を加えて免疫力がさらにアップ。

材料（2人分）

米1合　えび7尾　いか1/2ぱい
あさり（殻つき）80g　パプリカ（赤・黄）各1/4個
マッシュルーム（水煮）25g　にんにく1/2片　パセリ少々
サフラン1g　油小さじ1/2　酒少々　塩小さじ1/2

作り方

① 米は洗って水にひたし、サフランは水大さじ2で戻す。
② えびは殻つきのまま背わたを取る。
③ いかはわたを除き、げそは一口大、胴は2cmの筒切り、えんぺらは短冊切りにする。
④ パプリカは2cmの短冊にしてから横半分に切る。
⑤ にんにくとパセリはみじん切りにする。
⑥ フライパンに油を熱し、にんにくの香りが出たら酒をふってあさりを炒める。❷、❸、❹、マッシュルームを加え、塩少々で味を調える。
⑦ 炊飯器に水をきった米を入れ、❻の煮汁とサフランを戻した水ごと加える。残りの塩を入れて混ぜる。
⑧ 炊き込みごはん用の分量の水を追加し、❻の具を加えて炊く。
⑨ 皿に盛りつけパセリを散らす。

特徴とポイント　疲

- **サフランは生薬としても使用される香辛料。魚介類の臭みを消し、香りをプラスして食欲を引き出す。サフランがない場合は、カレー粉（小さじ1）を加えても香辛料のもつがん予防効果が得られる。**
- **魚介類は低脂肪でミネラル類が豊富。**
- **いかのむき身や冷凍のシーフードミックスを使ってもよい。**

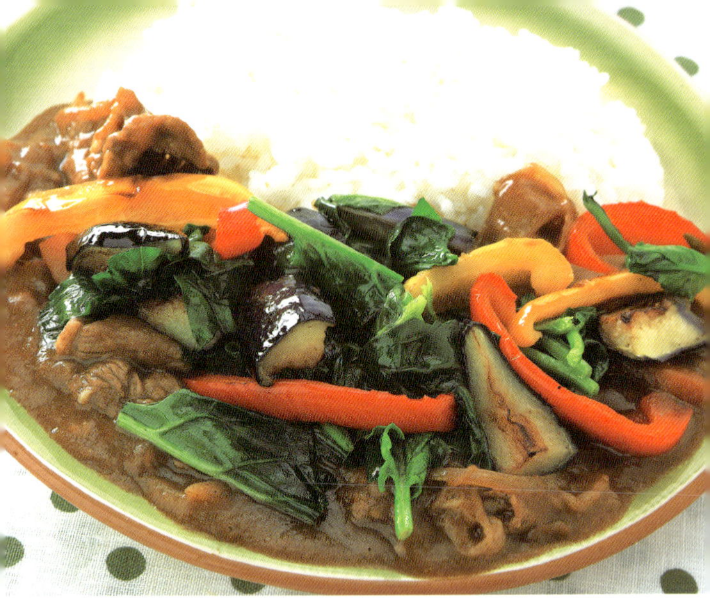

なすとほうれんそうのカレー

★★★ ［ビ］［た］［抗］［腸］

エネルギー	コレステロール	食物繊維	食塩	脂肪量
696 kcal	61 mg	6.1 g	2.2 g	多

※ごはん200gの場合

組み合わせるなら

- **メロンヨーグルト**（p102）→乳酸菌を増やす効果のある食物繊維が豊富なメニューなので、ヨーグルトなどを組み合わせれば腸内環境を整える相乗効果が期待できる。
- 果汁100％のオレンジジュースでビタミン類をプラスすると、疲労回復や美肌効果が高まる。

材料（２人分）

ごはん適量　牛肩ロース薄切り肉（赤身）160g
たまねぎ大1/2個　にんじん1/4本　パプリカ（赤・黄）各1/4個　ほうれんそう小1/2束（90g）　なす2個
油小さじ3　カレールウ（市販）2かけ

作り方

①肉は4cm幅、たまねぎはくし切り、にんじんは1cm幅の半月切りにする。②パプリカは2cm幅の短冊切り、ほうれんそうは4cmのざく切り、なすは縦1/4に切ってから4等分にする。③鍋に油小さじ1を熱し、中火でたまねぎがしんなりするまで炒める。にんじんを入れて油がなじんだら、ひたひたの水（分量外）と肉を加える。④ふたをして弱火でやわらかくなるまで煮る。⑤フライパンに残りの油を熱し、なすを炒める。油がなじんだらふたをして1～2分蒸し焼きにする。パプリカ、ほうれんそうを加える。⑥❹にカレールウを入れて煮込む。⑦皿にごはんを盛り、❻をかけて❺をのせる。

特徴とポイント　疲

- **カレーには多くの香辛料が使用されており、それぞれがもつ高い抗酸化作用を一度に摂取できる。とくに黄色のもと、ターメリック（ウコン）は、古くから生薬としても使われおり、肝機能の改善、がん予防効果が期待できる。**
- **1日の野菜摂取目標量の約70％を補える野菜たっぷりメニュー。炒めた野菜を食べる直前に混ぜ合わせることでルウが水っぽくならない。**
- **ごはんは200gを目安に（減量中なら160g）。**
- **肉はうまみの出る薄切りの赤身肉がおすすめ。**

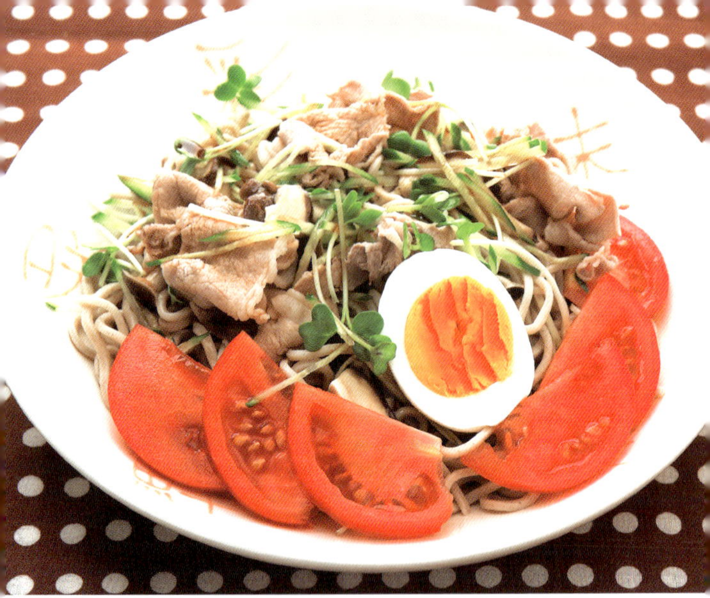

野菜たっぷりそば

★★★ 〔た〕〔抗〕〔腸〕

エネルギー	コレステロール	食物繊維	食塩	脂肪量
349 kcal	126 mg	6.5 g	0.9 g	少

組み合わせるなら

● ココアババロア（p110）→比較的低エネルギーメニューなので、デザートを食べたい時の主食として選ぶとよい。ココアを使ったメニューと組み合わせると、ポリフェノール類が増え、免疫力がより高まる。

材料（2人分）

そば（ゆで）2袋　きゅうり1/2本　トマト大1/2個
かいわれだいこん20g　しいたけ4枚　しめじ60g
豚ロース肉（しゃぶしゃぶ用）4枚　ゆで卵1個
めんつゆ（ストレート）大さじ4

作り方

① そばはゆでて、冷水で冷やしておく。
② きゅうりはせん切り、トマトは薄切り、かいわれだいこんは半分に切る。
③ しいたけは軸を取り半分にしてから薄切り、しめじは石づきを取り小房に分けて、ゆでておく。
④ 豚肉は1/4に切り、ゆでておく。
⑤ そばは水気をきって、きゅうり、かいわれだいこん、❸と混ぜ合わせる。
⑥ 皿に❺をのせ、豚肉、トマト、半分に切った卵をのせ、めんつゆをかける。

特徴とポイント　疲　ダ　塩

- そばには抗酸化成分のポリフェノールがたっぷり含まれている。また、毛細血管を丈夫にし、血圧上昇を抑えるルチンも多い。
- きのこと組み合わせることで食物繊維がより豊富に。腸を活性化して免疫力の衰えを防ぐほか、便秘や生活習慣病の予防や改善にも役立つ。
- そばの代わりにうどんや冷や麦でもよい。
- 野菜はレタスやサラダ菜、ピーマン、炒めたなす、長いも、だいこん、にんじん、ねぎなども相性がよい。細切りにしておくと、めんとからみやすくなる。

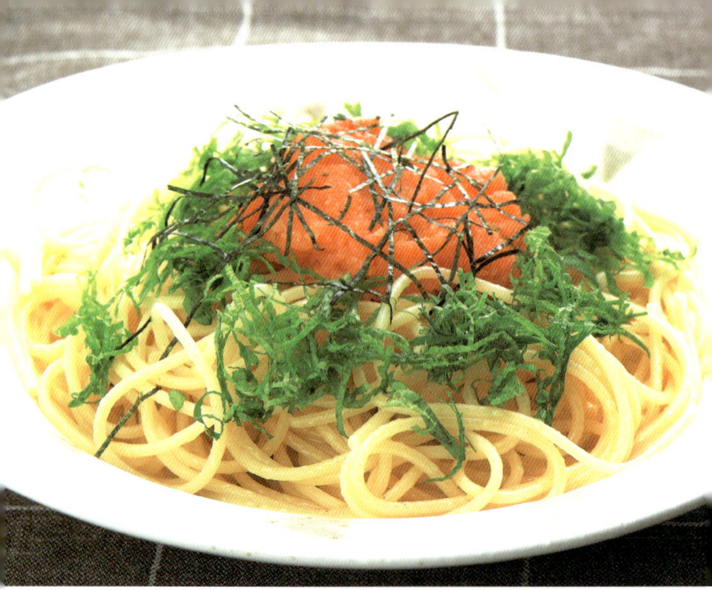

和風たらこスパゲティ

★★　［ビ］［抗］

エネルギー	コレステロール	食物繊維	食塩	脂肪量
392 kcal	176 mg	3.1 g	2.4 g	少

組み合わせるなら

- **キャベツとサーモンのコールスロー**（p74）→野菜サラダなどでビタミン類を追加して、栄養バランスを整える。
- **ワインゼリー**（p108）→抗酸化成分であるポリフェノール類を追加する。

材料（2人分）

スパゲティ（乾）160g　たらこ100g　青じそ6枚
焼きのり適量　マーガリン（またはオリーブ油）小さじ1

作り方

①スパゲティをゆでておく。
②たらこは縦に切り目を入れ、中身を取り出してほぐす。
③青じそは軸を切り落としてせん切りにする。のりは細長く切っておく。
④ゆであがったスパゲティはざるにあけて水気をきり、マーガリンをからめておく。
⑤皿にスパゲティ、たらこ、青じそ、のりを盛りつける。

特徴とポイント

疲　ダ

- のりには、免疫力アップに必要なミネラル分が豊富。青じそと組み合わせることでポリフェノール類がプラスされ、抗酸化力もアップ。
- 青じそに多いα-リノレン酸は血液の流れをよくする効果もあり、がんの発生を抑制してくれる。
- たらこのコレステロールが気になる場合は、きのこや鶏肉のソテーに代えてもよい。
- たらこは生のまま使用するのがおすすめだが、加熱するならパラパラになるまでしっかりと炒めて。

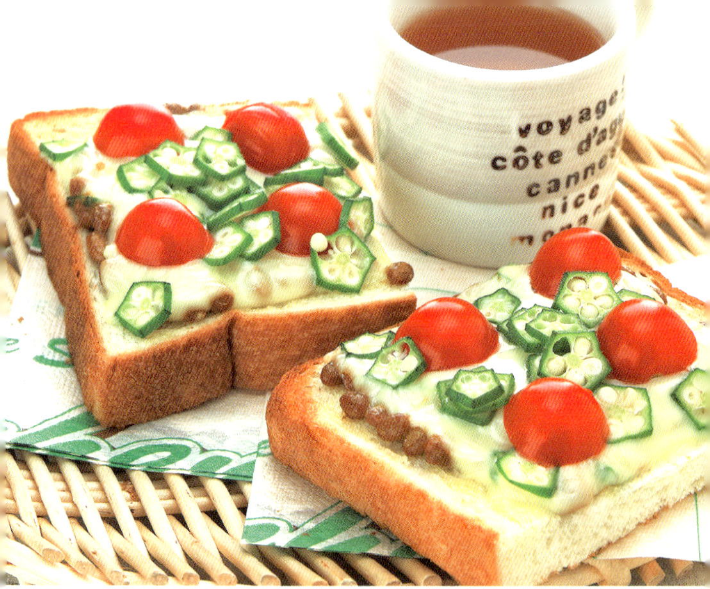

納豆チーズトースト

★★★ た 抗 腸

エネルギー	コレステロール	食物繊維	食塩
359 kcal	14 mg	5.4 g	1.3 g

普通 脂肪量

組み合わせるなら

- **なすとみょうがのみそ汁**（p98）→具だくさんのみそ汁と組み合わせると野菜の量も増え、免疫力がアップ。
- **トロピカルヨーグルト**（p104）→納豆の食物繊維に乳酸菌を加えると腸の働きがより活発に。

材料(2人分)

食パン(6枚切り)2枚
小粒納豆(たれ・からしつき)2パック
スライスチーズ(溶けるタイプ)2枚　ミニトマト8個
オクラ2本　カレー粉小さじ1　マーガリン適量

作り方

①ミニトマトは縦半分、オクラは薄切りにしておく。
②納豆にたれとからし、オクラ、カレー粉を入れて混ぜ合わせる(オクラは半分を飾り用に残しておく)。
③パンにマーガリンを塗り、❷を均一に広げてチーズをのせる。
④トマトと残りのオクラをのせ、オーブントースターでチーズが溶けるくらいまで焼く(目安は5分)。

特徴とポイント　塩

◎抗凝固薬(ワーファリンなど)の服用中は、納豆は禁止の場合がある。主治医に必ず相談を！

- 納豆は体の血管内の血栓を溶かし、血行をよくするナットウキナーゼや食物繊維が豊富。腸内環境を整えて免疫力をアップする。
- チーズには良質のたんぱく質のほか、乳酸菌も含まれており、腸の活性化に役立つ。
- カレー粉にはがん予防効果が高い香辛料(ターメリックなど)が多く含まれている。
- 納豆の代わりにハムを使ってもおいしい。

もう1品！

まいたけの卵炒め

★★★　た　腸

エネルギー 111 kcal　食塩 1.5 g

材料（2人分）

まいたけ100g　卵2個　油小さじ1
マーガリン・塩各小さじ1/2
こしょう少々

作り方

① フライパンに油とマーガリンを熱し、ほぐしておいたまいたけを入れて炒め、塩、こしょうをふる。
② 卵をほぐし水大さじ1（分量外）と混ぜて❶に入れる。半熟になったら全体を混ぜ合わせる。

ささ身の青じそ巻き

★★　た　抗

エネルギー 106 kcal　食塩 0.6 g

材料（2人分）

ささ身4本　青じそ8枚
油・塩各少々

作り方

① 青じその表を上にして、斜め半分に切ったささ身をのせて巻く。
② フライパンに油を熱して❶を焼く。表面が白くなったら裏返してふたをし、弱火で蒸し焼きにする。
③ ささ身に火が通ったら軽く塩をふる。

主菜

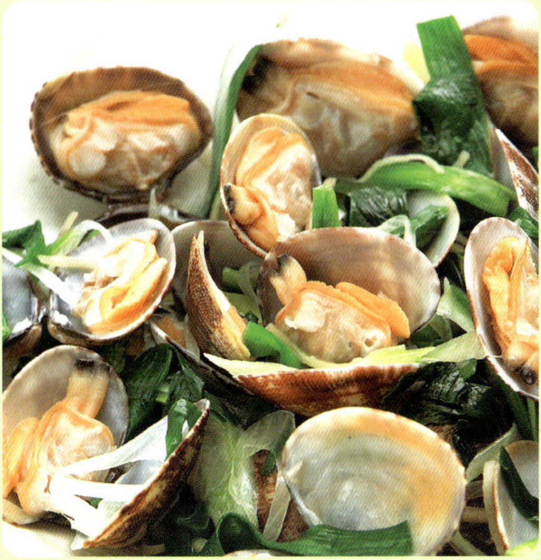

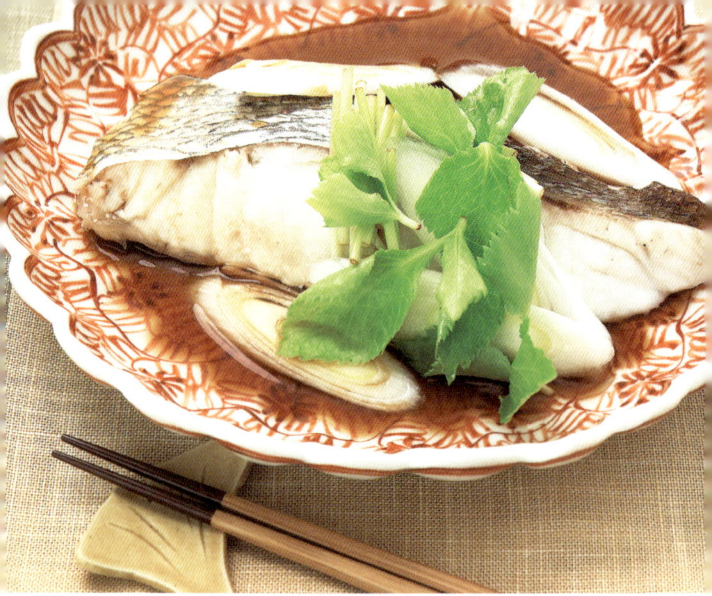

たいの蒸し物

★★　[た] [抗]

エネルギー	コレステロール	食物繊維	食塩	脂肪量
184 kcal	58 mg	0.3 g	2.4 g	少

組み合わせるなら

- **チンゲンサイと枝豆のあえ物**（p72）→野菜に豊富なビタミン類を補給すれば、免疫力がアップ。
- **モロヘイヤと長いものあえ物**（p82）→「ねばねば」野菜をプラスすると魚のたんぱく質の吸収を助けてくれる。疲労回復におすすめ。

材料（2人分）

たい2切れ　みつば・ねぎ各適量

塩少々　酒大さじ1

Ⓐ［しょうゆ大さじ1　砂糖小さじ1/2　酒大さじ1
　水大さじ1　中華スープのもと小さじ1/2］

作り方

①たいの切り身は平皿に重ならないように並べ、軽く塩と酒をふり、ラップをかける。

②みつばは4cmのざく切り、ねぎは斜め薄切りする。

③小鍋にⒶを入れて煮立たせる。耐熱容器に入れレンジで1分加熱でもよい。

④❶を電子レンジで4分程度蒸す。竹串がすっと入ればOK。

⑤魚を取り出して器に盛る。❷をのせ、❸をかけていただく。

特徴とポイント　疲　ダ

- **たいは脂肪が少なくうまみ成分が豊富で、胃腸の調子が悪い時にもおすすめの食品。細胞や筋肉の材料となる良質のたんぱく質も多く含む。**
- **みつばやねぎなど薬味となる野菜全般には、臭み消しのほか、がん予防効果もある。**
- **たいの代わりに、たら、いとより、甘だい、すずき、いさき、豆腐でもおいしい。**
- **たいを蒸す時にしょうがの皮を入れておくと、魚の生臭さが消える。**

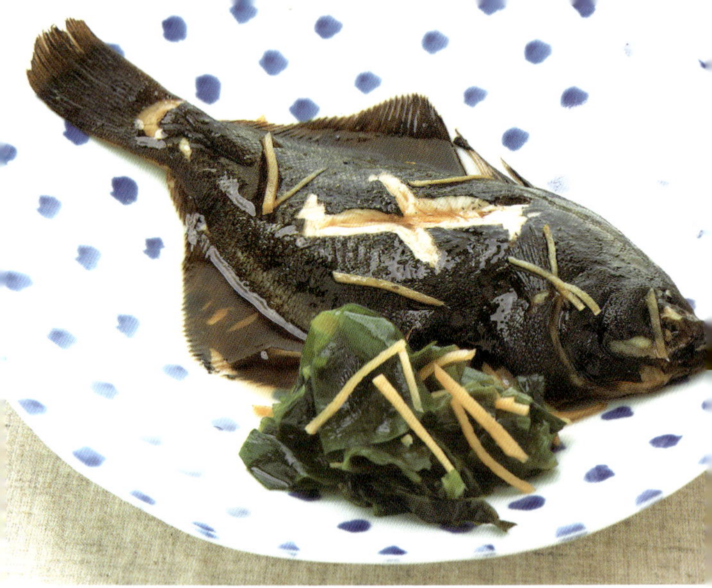

かれいとわかめの煮つけ

★★　ビ　た　抗

エネルギー	コレステロール	食物繊維	食塩	脂肪量
137 kcal	64 mg	0.9 g	2.0 g	少

組み合わせるなら

- **彩り野菜の蒸し煮**（p78）、**かぼちゃとさつまいものスイートサラダ**（p84）→低エネルギーメニューなので、ボリューム感がありβ-カロテンやポリフェノール類の多い副菜を選ぶとよい。
- **たっぷりきのこ汁**（p96）→食物繊維が豊富なきのこ料理を追加して、免疫力がさらにアップ。

材料（2人分）

かれい2尾（1尾150g程度）
わかめ（乾燥）5g（生なら70g）　しょうが1かけ
Ⓐ［しょうゆ・酒・みりん各大さじ1　砂糖小さじ1］

作り方

①わかめはたっぷりの水で戻し、大きければ5cm幅に刻む。しょうがはせん切りにする。
②かれいは内臓を取り除いて水洗いし、切り目をつけておく。
③浅めの広い鍋にかれいを並べ、身の高さの6分目程度の水（分量外）としょうが、Ⓐを加え、ふたをして中火で煮る。煮立ったら弱火にして全体に火を通す。
④魚を取り出し、煮汁の残っている鍋にわかめを入れる。わかめと煮汁をからめながら軽く煮る。
⑤皿にかれいとわかめを盛り、しょうがをのせる。

特徴とポイント　疲　ダ

- **かれいなどの白身魚は脂肪が少なく胃に優しい。良質のたんぱく質源で、不足しがちなセレンが豊富。**
- **わかめは手軽に食物繊維を補給でき、免疫をつかさどる腸内環境を整えてくれる。**
- **かれいの代わりに、ひらめや舌びらめ、めばる、いとより、たい、たらでもおいしい。わかめの代わりに、うどやごぼう、れんこんでもよい。**
- **静かに煮立つ程度（中火）で煮るのがコツ。白身魚の煮つけは、薄めの味のほうがあっさりとしていて食べやすい。**

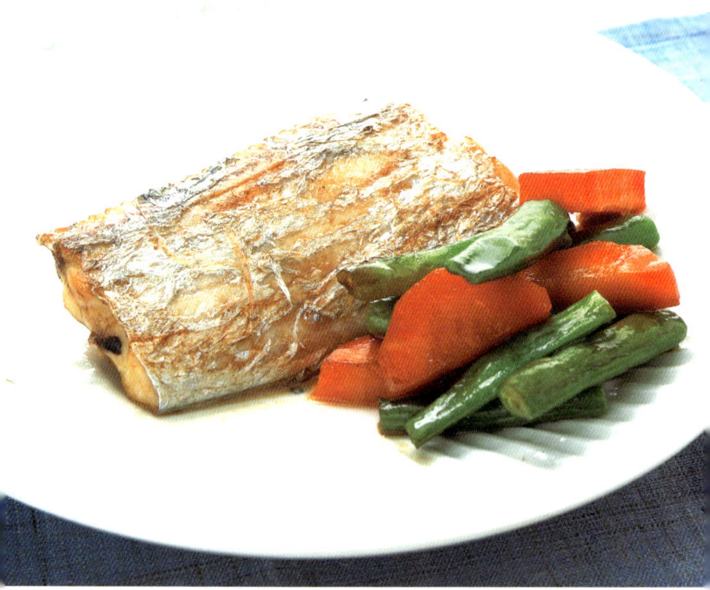

たちうおの蒲焼き

★★　ビ　た

エネルギー	コレステロール	食物繊維	食塩	脂肪量
339 kcal	72 mg	1.3 g	2.8 g	多

組み合わせるなら

- **春菊とえのきたけのだしびたし**（p68）→緑黄色野菜やきのこ類でビタミン類や食物繊維を補給する。
- **モロヘイヤと長いものあえ物**（p82）→「ねばねば」野菜をプラスすると魚のたんぱく質の吸収がよくなる。

材料（2人分）

たちうお2切れ　さやいんげん5本
にんじん1/3本　油小さじ1
Ⓐ[酒大さじ1　しょうゆ大さじ2　砂糖大さじ1
　水大さじ1]

作り方

① さやいんげんは両端を切り落として半分にし、にんじんは1cm幅の半月に切ってゆでておく。
② フライパンに油を熱し、たちうおを入れる。半分ほど火が入ったら裏返し、ふたをして蒸し焼きにする。全体に火が通ったらⒶを入れる。
③ たちうおを取り出したフライパンに❶を加え、たれとからませる。

特徴とポイント　疲

- たちうおはビタミンB_1、B_2を多く含み、肉質もやわらかく食べやすい。疲労、食欲不振時のエネルギー補給によい。ただし、骨には十分注意すること。
- 魚のたんぱく質に、つけ合わせのにんじんとさやいんげんでβ-カロテンやビタミンCを補給すれば栄養バランスと免疫力がアップ。焼き豆腐を加えてもおいしい。
- 魚はかれい、たい、たら、いとより、さんま、あじ、いわし、はまち、ぶりでもよい。
- 魚に小麦粉をまぶしてムニエルにしてから調味料をからめるとうまみが増す。
- 子もちの魚を使用する場合は、蒸し焼きする際の火を弱めにして加熱時間を長くし、卵の部分にまでしっかり火が通るようにする。

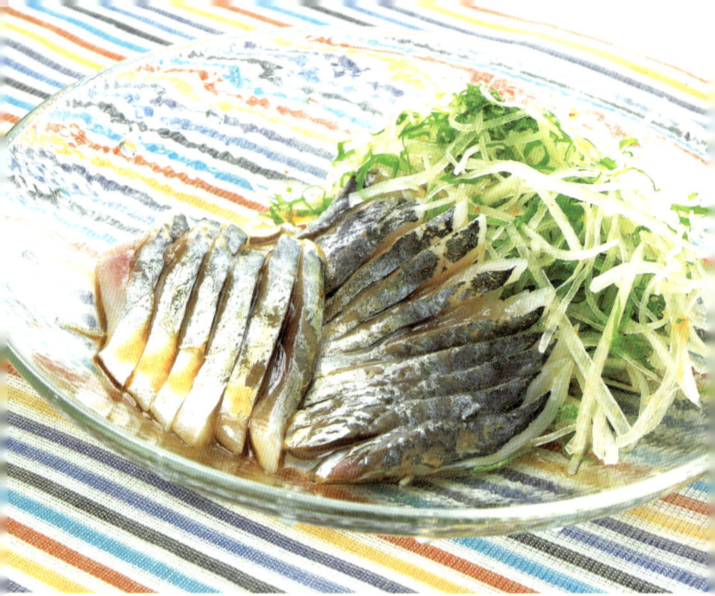

あじと青じそのぽん酢がけ

★★　た　抗

エネルギー	コレステロール	食物繊維	食塩	脂肪量
115 kcal	62 mg	1.1 g	0.2 g	少

組み合わせるなら

- **アスパラガスとブロッコリーのわさびマヨネーズ**（p70）、**チンゲンサイと枝豆のあえ物**（p72）→β-カロテンの多い緑黄色野菜があじに含まれるIPAの働きを活発にする。
- **めかぶのみそ汁**（p112）→海藻メニューをプラスすることで、食物繊維やミネラル類が補給され、免疫力がアップする。

材料（2人分）

あじ（刺身用）2尾分　だいこん8cm（100g）
青じそ5枚　葉ねぎ3本　もみじおろし（市販）大さじ1
ぽん酢大さじ2

作り方

①だいこんは薄切りにしてからせん切りにして、冷水にはなっておく。市販のけんを利用してもよい。
②青じそと葉ねぎは、同じ大きさになるようにせん切りにする。
③水をきった❶に、もみじおろし、❷を加えて混ぜる。
④器に❸を盛り、あじを並べてぽん酢をかける。
⑤だいこんとあじを混ぜるようにしていただく。

特徴とポイント　ダ　塩

- あじなど青魚の脂にはDHAやIPA（EPAとも）が豊富。善玉コレステロールを増やし、悪玉コレステロールを減らす効果のほかに、がん予防、炎症やアレルギー症状の予防・改善効果がある。
- しそに含まれるα-リノレン酸はがん細胞の増殖を抑えたり、アレルギー性の症状がある人におすすめの成分。DHAやIPAが豊富な青魚としそを組み合わせることで免疫システムを支える効果がアップ。
- あじのほか、さんま、いわし、貝柱、たい、ひらめ、さよりなどでもおいしい。
- 生魚が苦手な時は、油で軽く焼いてからでもよい。

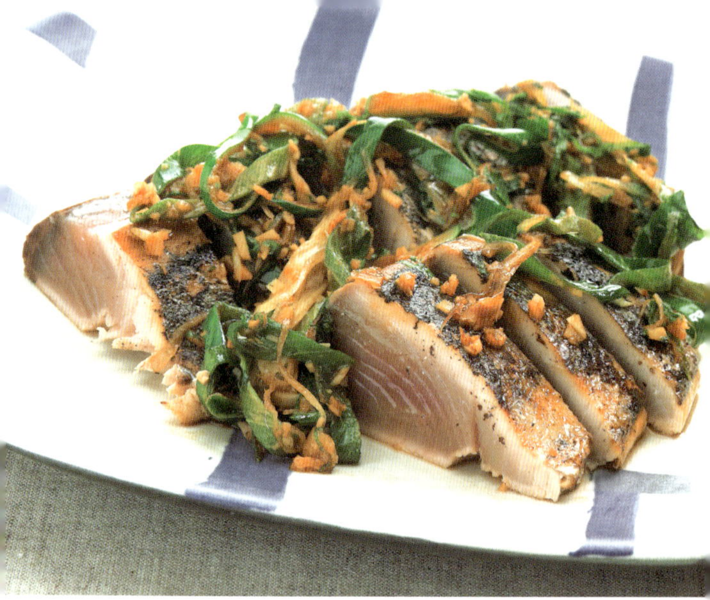

かつおのステーキ　香味ソース

★★★　[ビ] [た] [抗]

エネルギー 232 kcal
コレステロール 61 mg
食物繊維 1.1 g
食塩 1.5 g
少 脂肪量

組み合わせるなら

- **春菊とえのきたけのだしびたし**（p68）→青菜を使ったメニューでビタミンCを補給すれば、かつおの鉄分吸収を促してくれる。
- **アスパラガスとブロッコリーのわさびマヨネーズ**（p70）→β-カロテンの豊富な緑黄色野菜を組み合わせて免疫力アップ。

材料（2人分）

かつお（刺身用）1/2さく（180g）　みょうが1個
葉ねぎ2本　しょうが1かけ　にんにく1/2片
青じそ3枚　小麦粉適量　油小さじ1　バター小さじ2
酒大さじ1･1/2　しょうゆ大さじ1

作り方

①みょうがとねぎは斜め薄切り、しょうが、にんにくはみじん切り、青じそはせん切りにする。
②かつおには薄く小麦粉をまぶす。
③フライパンに油を熱し、強火で表面をカリっと焼く。一度取り出して厚めに切る。
④フライパンにバター、酒、しょうゆを加えてよく混ぜ、❶を入れて炒める。香りがたってきたら、かつおを加えてからめる。

特徴とポイント　疲　塩

- **かつおはたんぱく質のほか、ビタミンB群、Dが豊富。血合いには鉄が多く免疫力アップに役立つ。**
- **ねぎやにんにくにはアリシンが豊富で、かぜ予防・改善、疲労回復効果、発がん抑制作用などがある。**
- **香味野菜はがんを予防する効果が高い食品。また、しそやみょうがには免疫力を活発にする効果のほか、香り成分にはリラックス作用もある。**
- **かつおは、たたきをカリッとなる程度に焼き直してもおいしい。**
- **まぐろやさけでもおいしい。バターのコレステロールが気になる人は、マーガリンで代用してもよい。**
- **みょうががない時期は、しょうがを多めにするとよい。**

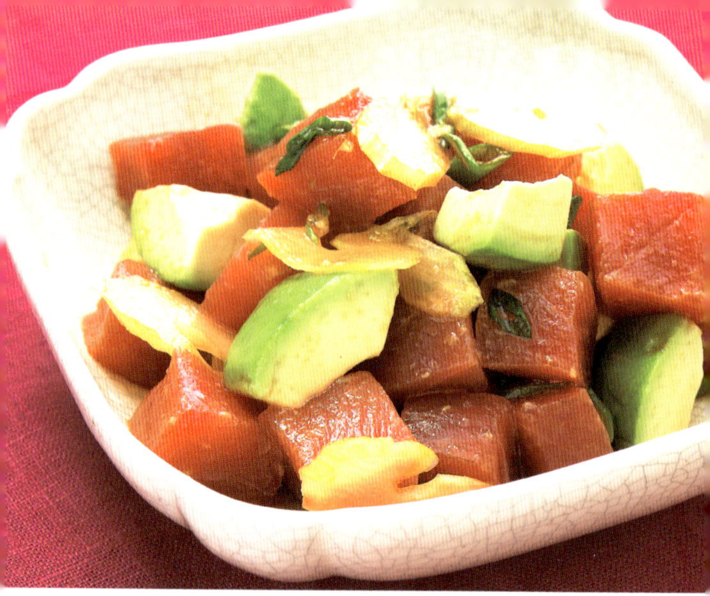

まぐろとアボカドの中華あえ

★★★ ［ビ］［た］［抗］

エネルギー	コレステロール	食物繊維	食塩	脂肪量
148 kcal	15 mg	2.3 g	2.4 g	少

組み合わせるなら

● アスパラガスとブロッコリーのわさびマヨネーズ（p70）→β-カロテンの豊富な緑黄色野菜を組み合わせて免疫力がアップ。

● じゃがパセリ（p80）→いも類のビタミンCがアボカドのビタミンEパワーを高める。

材料（2人分）

まぐろ（刺身用）80g　アボカド1/2個
セロリ1/4本　葉ねぎ適量
Ⓐ［しょうゆ大さじ1　ごま油大さじ1/2　酢大さじ1/2
塩小さじ1/3］

作り方

①まぐろは一口大に切る。
②アボカドは縦半分に割り、皮と種を除いて一口大に切る。
③セロリは筋を取って斜め薄切り、葉ねぎはみじん切りにしておく。
④Ⓐを混ぜ合わせて、ドレッシングを作る。
⑤ボウルに❶〜❸を入れ、❹をかけてあえる。

特徴とポイント　疲　ダ

- **まぐろの脂には、動脈硬化予防に役立つDHAがたっぷり含まれている。赤身にはトロ部分の2倍の鉄も含まれ、良質なミネラル補給源でもある。**
- **アボカドに多く含まれるビタミンEには、抗酸化成分の酸化を防ぎ、発がんの抑制や、毛細血管の血行をよくする働きがある。**
- **セロリの香り成分には抗がん作用、リラックス効果があり、免疫力が低下している時におすすめ。**
- **まぐろの代わりに、ぶり、えび（ゆで）、赤貝でもおいしい。また、セロリの代わりに、クレソンやかいわれだいこん、みつばでもよい。**
- **わさびじょうゆであえてもおいしい。刻みのりを加えると味が引き立つ。**

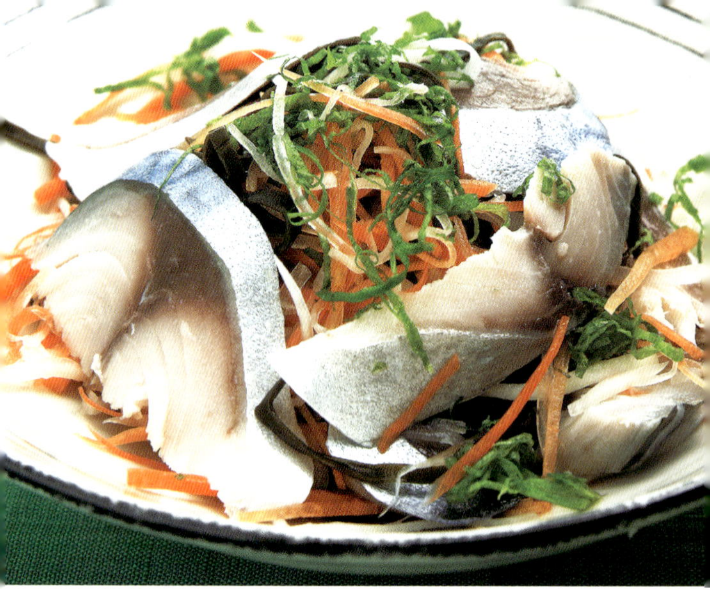

しめさばの彩りなます

★★★ た 抗

エネルギー	コレステロール	食物繊維	食塩	脂肪量
203 kcal	29 mg	3.1 g	1.3 g	少

組み合わせるなら

- **たっぷりきのこ汁**（p96）→コレステロールが気になる、便秘、ダイエット中の人は、きのこ類などで食物繊維をプラスするとよい。
- **かぼちゃのオレンジ煮**（p100）→緑黄色野菜を使った副菜と組み合わせると抗酸化パワーがアップ。

材料(2人分)

しめさば(昆布つき)半身(90g)
だいこん8cm(100g)　にんじん1/4本　青じそ3枚
Ⓐ[砂糖大さじ1　酢大さじ1·1/2
　塩少々　水大さじ1·1/2]

作り方

① だいこんとにんじんは、せん切りにする。
② 大きめのボウルに❶を入れて軽く塩(分量外)をふる。しんなりしたら軽く水気をきる。
③ しめさばと昆布は薄切り、青じそはせん切りにする。
④ ボウルにⒶを入れてよく混ぜ合わせ、甘酢を作る。
⑤ ❷に❸と❹を加えてあえる。

特徴とポイント　疲　ダ

- さばなど青魚の脂には血液サラサラ効果のほか、細胞のがん化を抑える作用がある。ビタミンC、Eが豊富な青じそやβ-カロテンの宝庫であるにんじんを組み合わせることで、抗酸化パワーがアップする。
- 酢を加えることによって、だいこんに含まれる酵素やビタミンCが体内の発がん作用や老化を抑えてくれる。
- しめさばのほか、酢でしめたあじやいわしなどを用いてもよい。
- しめさばに昆布がついていない場合、とろろ昆布で代用できる。ただし、あえてしまうと水分を吸ってうまく混ざらないので、仕上げの時に天盛りにする。だし用昆布を再利用する場合は、せん切りにする。

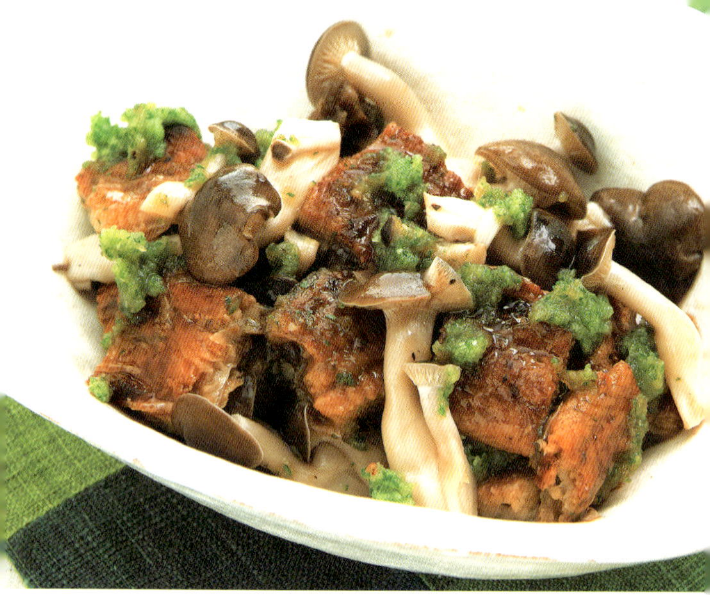

うなぎとしめじの新緑あえ

★★★　［ビ］［た］［抗］［腸］

エネルギー	コレステロール	食物繊維	食塩	脂肪量
163 kcal	115 mg	2.2 g	0.7 g	少

組み合わせるなら

- **彩り野菜の蒸し煮**（p78）→食品数の多い野菜メニューで抗酸化成分をプラス。
- **はるさめサラダ**（p88）→青菜などでビタミンCやβ-カロテンを補給すると、うなぎのビタミンEがパワーアップ。

材料（2人分）

うなぎ蒲焼き1串（100g）　きゅうり1本
しめじ1パック（90g）　ぽん酢大さじ1

作り方

① うなぎは一口大に切る。
② きゅうりはおろし金でおろし、水気を絞っておく。
③ しめじは小房に分けて湯通しし、ざるにあげる。
④ ボウルにうなぎ、きゅうり、しめじを入れ、ぽん酢であえる。

特徴とポイント　疲　ダ　塩

- うなぎは良質なたんぱく質と脂質、ビタミンAやB_1、B_2、E、鉄、カルシウムと、免疫力アップに欠かせない栄養素がたっぷり含まれている。
- うなぎの脂質にはIPA（EPAとも）やDHAも豊富で、アレルギー性の症状に悩む人にもおすすめ。
- きのこで食物繊維をプラスしているので腸の健康にもよいが、使用食品数が少ないので、副菜の組み合わせに留意する。
- うなぎの代わりに、はもやたいなどの白身魚、かに身でもよい。きゅうりをだいこんに代えたり、ほかのきのこを使ってもおいしい。
- わさびじょうゆであえてもよい。刻みのりを加えると風味がいっそう引き立つ。

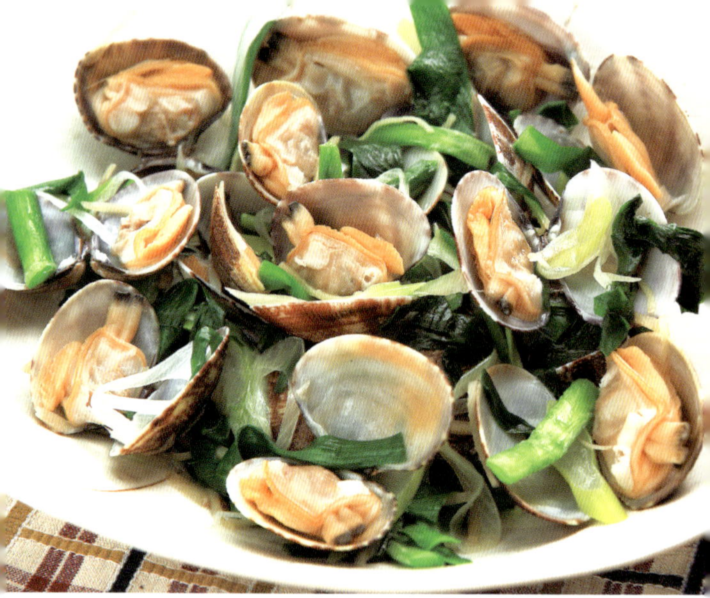

あさりのねぎにら炒め

★★★ [た] [抗]

エネルギー	コレステロール	食物繊維	食塩	脂肪量
51 kcal	15 mg	1.3 g	0.8 g	少

組み合わせるなら

- **かぼちゃとさつまいものスイートサラダ**（p84）→かぼちゃのビタミンE、さつまいものビタミンC、食物繊維を加える。
- **めかぶと豚肉の炒め物**（p86）→疲労回復作用のあるねぎとにらに、ビタミンB_1の多い豚肉を組み合わせればさらに効果がアップ。食物繊維をプラスして腸も活発になる。

材料（2人分）

あさり（殻つき）180g　にら1/2束（50g）
ねぎ1本　しょうが少々　油小さじ1
酒大さじ1　こしょう少々

作り方

① あさりは砂出しをしておく。
② にらは3cmのざく切り、ねぎは斜め薄切り、しょうがはせん切りにする。
③ フライパンに油を熱し、あさり、しょうが、酒を入れて炒める。貝の口が八割ほど開いたら、にらとねぎを入れる。好みでこしょうをふる。

特徴とポイント　疲　ダ　塩

- 貝類は低脂肪ながら免疫力を支えるたんぱく質とミネラルがたっぷり含まれている。
- にらを油で炒めているので、豊富なβ-カロテンの吸収力がアップ。ねぎはビタミンB_1の吸収を助ける硫化アリルが多く、疲労回復に役立つ。
- あさりは、貝殻をこすり合わせて洗うと汚れが落ちやすくなる。
- 砂抜き中にすでに口が開いている貝は、鮮度が落ちているので捨てること。
- あさりからの塩分としょうがの辛みで塩味をつけなくてもおいしい。こしょうも少量で十分。

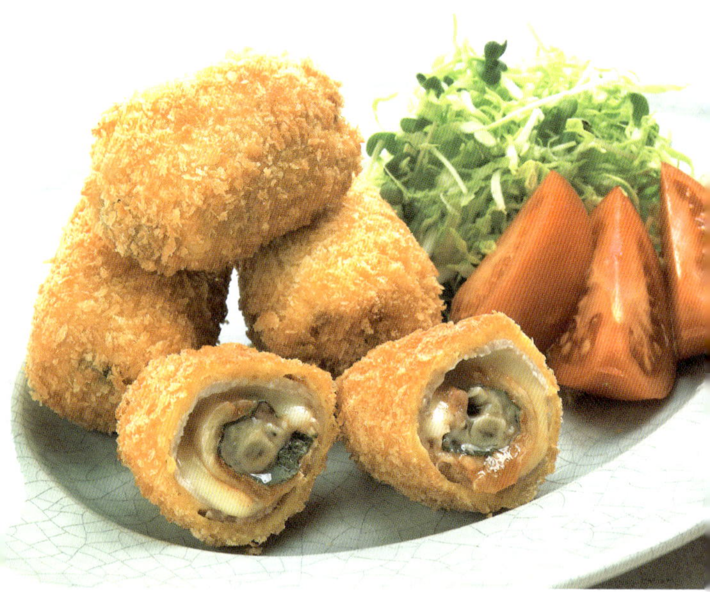

かきのキムチフライ

★★★ ビ た 抗

エネルギー	コレステロール	食物繊維	食塩	脂肪量
362 kcal	88 mg	3.3 g	1.6 g	多

組み合わせるなら

- **はるさめサラダ**（p88）、**たこと海藻のマリネ**（p90）→副菜にはエネルギー量が少なく食物繊維の多い、きのこ類や海藻類を使った酢の物、ノンオイルドレッシングを使ったサラダなどを選ぶとよい。
- **もやしとわかめのスープ**（p94）→低エネルギーのスープを組み合わせて食べ過ぎを防ぐ。

材料（2人分）

かき（加熱用）4個　豚ロース肉（しゃぶしゃぶ用）4枚
白菜キムチ50g　スライスチーズ（溶けるタイプ）2枚
青じそ2枚　小麦粉・卵・パン粉・油各適量
トマト小1/2個　キャベツ1/6個　かいわれだいこん40g

作り方

①かきは水洗いをして水気をきり、スライスチーズと青じそは縦半分にしておく。

②トマトはくし型に切る。キャベツはせん切りにし、かいわれだいこんと混ぜておく。

③豚肉を広げ、チーズ、キムチ、青じそ、かきの順にのせて巻き、小麦粉、溶き卵、パン粉をつける。

④かきに火がしっかり入るように170℃の油でじっくりと揚げる。

⑥器にフライと❷を盛りつけてできあがり。

特徴とポイント　疲

◎**免疫抑制剤などの服用中は、かきは禁止の場合がある。主治医に必ず相談を！**

●かきは免疫力を支えるのに必要な亜鉛をはじめ、貧血予防に役立つ鉄や銅、骨を丈夫にして高血圧などを予防するマグネシウムなどのミネラルが豊富。

●キムチは漬け込むことで乳酸菌が増える食品。腸に善玉菌を送り込んでくれる。唐がらしに含まれるカプサイシンは免疫力を増強する効果がある。

●かきをさばに代えてもおいしい。コレステロールが気になる人はチーズを抜いてもOK。減塩するならキムチを控えめに。

●オーブントースターで下焼きしておくと、少ない油でも揚げることができる。

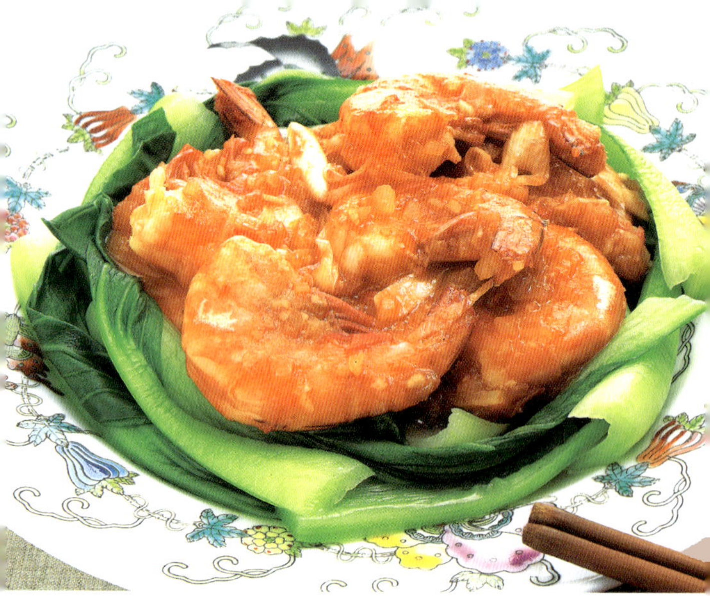

えびチリのフレッシュトマト仕立て

★★★ ［ビ］［た］［抗］

エネルギー	コレステロール	食物繊維	食塩	脂肪量
152 kcal	120 mg	3.4 g	1.4 g	少

組み合わせるなら

- **香りあえ**（p66）→香味野菜（みつばやしそなど）を使ったメニューをプラスすると免疫力を増強してくれる。
- **モロヘイヤと長いものあえ物**（p82）→「ねばねば」野菜をプラスするとたんぱく質の吸収を助けてくれる。疲労回復におすすめ。

材料（2人分）

えび(殻つき)大10尾　トマト1·1/2個　ねぎ1/2本
たまねぎ1/4個　にんにく1片　しょうが2かけ
チンゲンサイ1株　油小さじ1　トウバンジャン·
ケチャップ·片栗粉各小さじ1　塩·砂糖各少々

作り方

①トマトは3cm角のざく切り、ねぎは薄切り、たまねぎ、にんにく、しょうがはみじん切りにする。②フライパンに油を熱し(中火)、たまねぎ、にんにく、しょうが、トウバンジャンを入れ、香りが出たらトマトを加えて弱火にし、トマトが煮崩れるまで炒める。③チンゲンサイは根を切り落とし、葉と軸を半分に切る。軸の太い部分はさらに縦1/2に切り、ゆでておく。④❷に背わたを取ったえびを加え、色が変わったらねぎ、ケチャップを加えて軽く炒め、塩と砂糖で味を調え、水溶き片栗粉を回し入れる。⑤器の外縁にチンゲンサイを飾り、❹を盛りつける。

特徴とポイント　ダ　塩

- 生のトマトを使用するので通常の「えびチリ」よりも抗酸化力が大幅アップ。トマトに豊富なリコピンには高いがん予防効果とがん細胞の成長を抑制する効果が。紫外線から肌を守る働きもある。
- トウバンジャンに含まれるカプサイシンは、健胃作用、免疫力増進のほか、エネルギー消費を促進させる効果があるが、ダイエット効果までは期待できない。
- つけ合わせの野菜には、たまねぎ、レタス、サラダ菜、ほうれんそうなどが合う。

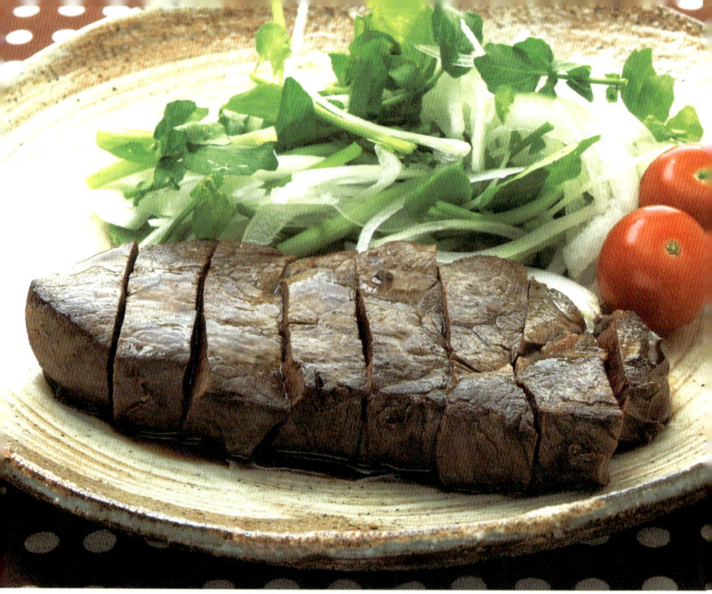

牛肉の和風ソテー

★★　[た] [抗]

エネルギー	コレステロール	食物繊維	食塩	脂肪量
281 kcal	53 mg	1.6 g	2.3 g	普通

組み合わせるなら

- **彩り野菜の蒸し煮**（p78）→緑黄色野菜のβ-カロテン類やビタミンCが血管の老化を防ぐ。
- **たっぷりきのこ汁**（p96）→肉のコレステロールを体外に排出してくれる食物繊維を加えて、腸内環境を整える。

材料（2人分）

牛ヒレ肉2枚（1枚80g程度）　たまねぎ1/2個
クレソン1束（40g）　ミニトマト4個　油小さじ1
Ⓐ［しょうゆ大さじ1·1/2強　みりん大さじ1·1/3強
酒大さじ2］

作り方

①ボウルにⒶを入れ、肉を15～30分漬ける。
②たまねぎは薄切り、クレソンは3cm長さに切って混ぜておく。トマトはへたを取る。
③フライパンに油を熱し、強火で肉の表面を焼く。肉を取り出して、食べやすい大きさに切る。
④フライパンにⒶの残り汁を加え、半分ぐらいの量まで煮つめる。
⑤器に肉と野菜を盛りつけ、❹をかけていただく。

特徴とポイント　疲　ダ　塩

- **ヒレ肉はやわらかく、胃への負担も軽い。たんぱく源であるほか、鉄も豊富。**
- **クレソンはカルシウムたっぷりで、ビタミンAやC、食物繊維、鉄も多く含む。たまねぎと組み合わせるとビタミン類、ミネラル類、ポリフェノール類が加わり免疫力が高まる。**
- **ロース肉やランプ肉でもよい。かつおやまぐろで代用してもよいが、その場合は刺身用を利用すること。**
- **クレソンの代わりに、セロリの葉やサラダ用ほうれんそう、水菜などでも合う。**
- **完全に火を通したい時は、一口大に切ってから焼くと硬くなりにくい。**

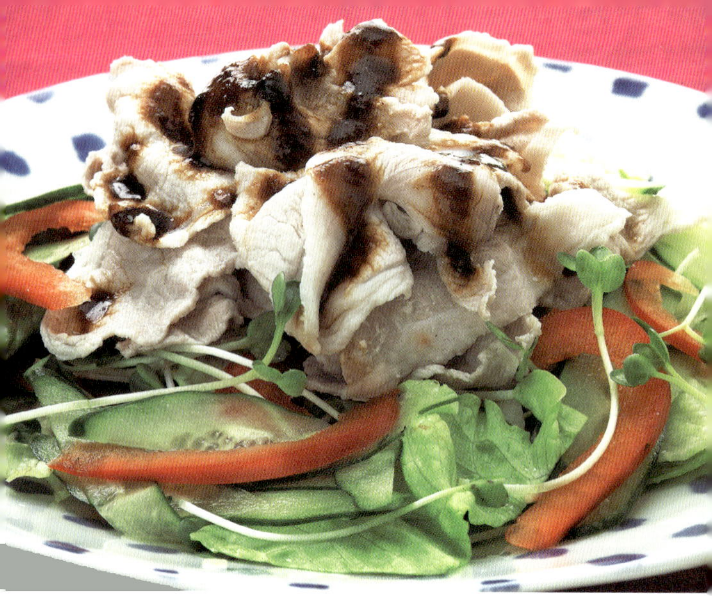

中華風冷しゃぶ

★★★ [た] [抗]

エネルギー	コレステロール	食物繊維	食塩	脂肪量
172 kcal	53 mg	1.9 g	2.0 g	少

組み合わせるなら

- **かぼちゃのオレンジ煮**（p100）→緑黄色野菜でβ-カロテンやビタミンEを補い、免疫力を増強する。
- **トロピカルヨーグルト**（p104）→乳酸菌をプラスして、腸内の善玉菌を活性化する。

材料（2人分）

豚もも肉（しゃぶしゃぶ用）160g　きゅうり1本
パプリカ（赤）1/4個　レタス1/4個
かいわれだいこん20g
Ⓐ［おろしにんにく小さじ1　トウバンジャン小さじ1/2
　赤みそ小さじ2　しょうゆ大さじ1　砂糖大さじ1/2
　酢・ごま油・ラー油各小さじ1/2］

作り方

①豚肉は湯通しし、冷水にさらして臭みを取ったら、水気をきっておく。
②きゅうりとパプリカは斜め薄切り、レタスは食べやすい大きさにちぎる。かいわれだいこんは根を落としておく。
③ボウルにⒶを入れてよく混ぜる。
④大きめの器に野菜、❶を盛り、❸をかける。

特徴とポイント　疲　ダ

- 豚肉はたんぱく質源であると同時にビタミンB_1、B_2を豊富に含む。体の代謝を促進して、免疫機能の維持にはぴったりな食品。にんにくと一緒に食べることで疲労回復効果が増し、発がんも抑えてくれる。
- 野菜の量が多く、免疫力を高めるビタミン類やポリフェノール類、食物繊維も多く含まれている。
- 豚肉を湯通しすることで余分な脂が落とせる。
- おろしにんにくは瓶入りを使用すると便利。

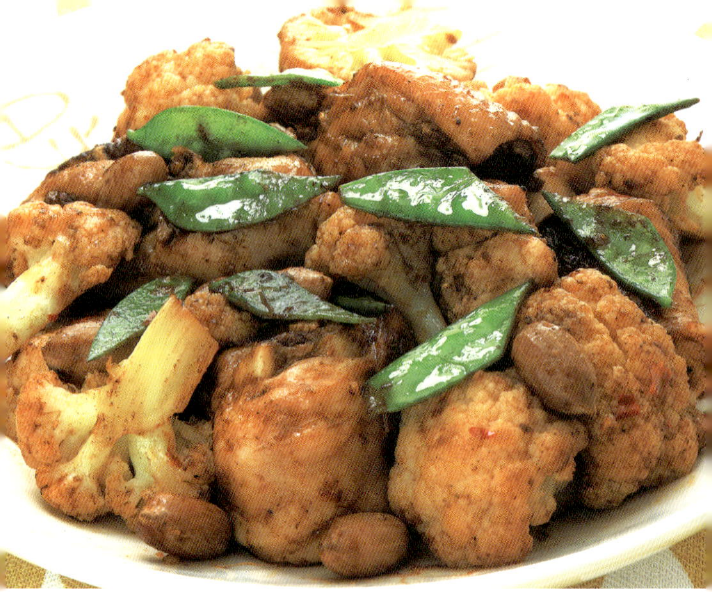

鶏肉とカリフラワーのピリ辛炒め

★★★ [た] [抗]

エネルギー	コレステロール	食物繊維	食塩	脂肪量
303 kcal	98 mg	3.9 g	1.2 g	多

組み合わせるなら

- **チンゲンサイと枝豆のあえ物**（p72）→緑黄色野菜と組み合わせるとさらに抗酸化パワーがアップ。
- **だいこんと小松菜のきんぴら**（p76）→小松菜でビタミンCやミネラル類を補う。だいこんには健胃作用があり消化を促進する。

材料（2人分）

鶏もも肉200g　カリフラワー1/2個　さやえんどう20枚
ピーナッツ（ゆで、無塩）20粒　Ⓐ［しょうが2かけ
にんにく1片　赤みそ・みりん・水各小さじ1］
トウバンジャン小さじ1/3　塩少々　油小さじ1

作り方

① しょうがとにんにくはおろしておく。鶏肉はフォークで数カ所穴を開け、Ⓐに15～30分程度漬ける。
② カリフラワーは小房に分けてゆで、さやえんどうは筋を取って斜め半分に切る。
③ フライパンに油を熱し、❶を入れふたをして中火で蒸し焼きにする。
④ 鶏肉に火が通ったら、トウバンジャン、カリフラワー、さやえんどう、ピーナッツを加えて炒め合わせ、塩で味を調える。

特徴とポイント　塩

- **カリフラワーはビタミンB_1、B_2、Cが豊富で肉類と一緒に食べると疲労を回復し、免疫力を向上させる。**
- **ピーナッツなど種実類にはビタミンEが豊富で、発がん抑制や血行促進、老化防止に役立つ。油に溶ける性質があり、油で炒めると吸収がよくなる。**
- **トウバンジャンの辛み成分には免疫力増強効果がある。刺激物を控えている場合は、ウスターソースに代えるとよい。**
- **コレステロールが気になる時は鶏肉の皮を外すとよい。**
- **ピーナッツは甘皮ごと食べるとポリフェノール効果も得られる。皮ごと食べるアーモンドでもおいしい。**

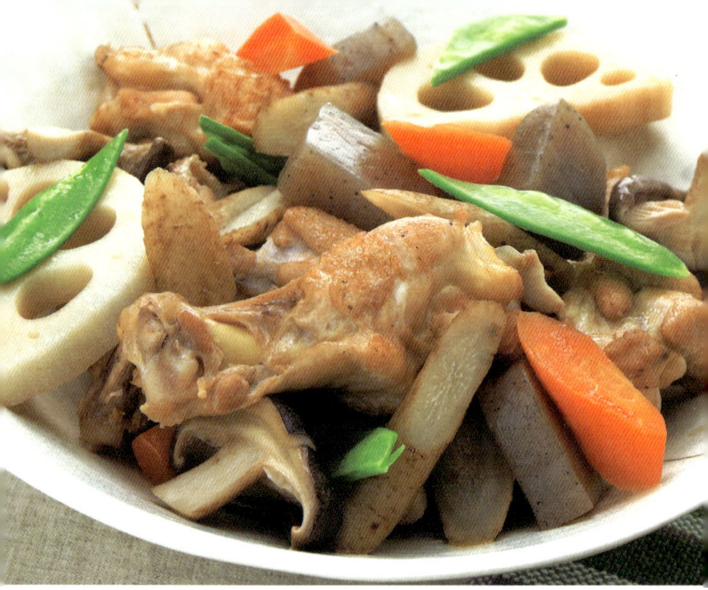

手羽元のさっぱり煮

★★★ た 腸

エネルギー	コレステロール	食物繊維	食塩	脂肪量
291 kcal	79 mg	4.9 g	3.2 g	少

組み合わせるなら

- **香りあえ**（p66）→香味野菜（みつば、しそなど）の抗酸化成分と組み合わせて免疫力をアップ。
- **春菊とえのきたけのだしびたし**（p68）→青菜類や果物のビタミンCが体内のコラーゲンの合成を促す。

材料（2人分）

鶏手羽元4本　にんじん1/3本
れんこん1/2節（60g）　ごぼう1/4本　しいたけ6枚
こんにゃく60g　さやえんどう3枚
Ⓐ［しょうゆ・砂糖各大さじ3　酢大さじ2
酒・みりん各大さじ1］　油適量

作り方

①にんじんは乱切り、れんこんは縦半分に切って1cm厚さに切る。ごぼうは斜め薄切り、しいたけは半分に切る。こんにゃくは8つに切る（手でちぎるとなおよい）。②さやえんどうは筋を取って斜め半分に切り、電子レンジで1分程度加熱しておく。③鍋に油を熱し手羽元を入れ、軽く焼き色がついたら❶を加える。Ⓐで調味し、材料がかぶるぐらいの水（分量外）を加える。あくをすくいながら中火でじっくり煮る。④材料に味がなじんだら器に盛って、❷を飾る。

特徴とポイント　疲　ダ

- 鶏の皮にはコラーゲンが多く含まれ、血管を丈夫にし、皮膚の老化を防ぐ効果がある。
- 根菜類やこんにゃく、きのこ類は食物繊維が豊富で低エネルギー。腸の環境を整えて免疫能力を内側から支えてくれる。満腹感も得られるので、ダイエット中や生活習慣病が気になる人にもおすすめ。
- 酢を使うことでさっぱりとした味わいになり、疲労回復の効果も期待できる。また、肉をやわらかくする働きもあるので、肉の骨離れがよく食べやすい。骨つき肉からはうまみ成分が溶け出て、野菜のおいしさがアップ。

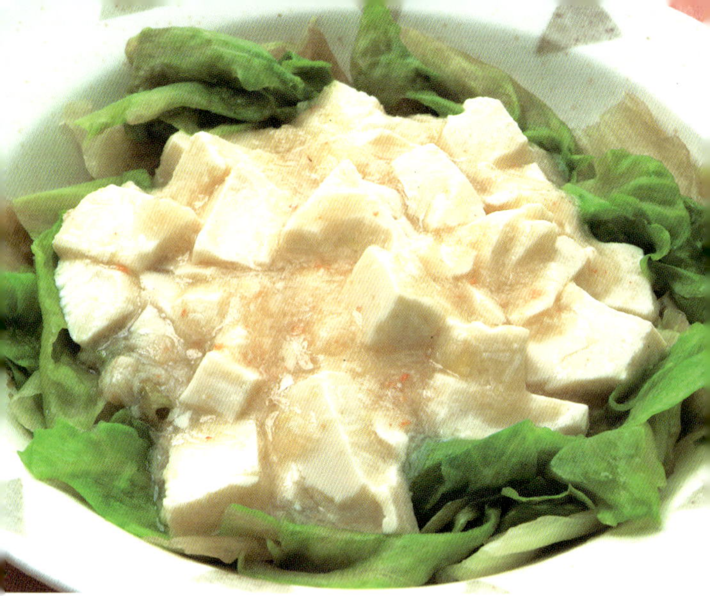

豆腐のかにあんかけ

★★ た 抗

エネルギー	コレステロール	食物繊維	食塩	脂肪量
75 kcal	8 mg	0.6 g	0.3 g	少

組み合わせるなら

- **彩り野菜の蒸し煮**（p78）→野菜の種類と量が豊富なメニューと組み合わせる。
- **さやいんげんのごまみそあえ**（p112）→野菜とごまのビタミン類をプラスすることで、免疫力をアップさせる。

材料（2人分）

絹ごし豆腐1/2丁（200g）
かに（缶詰またはほぐし身）25g　レタス1/6個
しょうが1/2かけ　塩少々　中華スープのもと小さじ1/2
酒大さじ1/2　片栗粉小さじ1/2

作り方

①豆腐は4等分し、耐熱皿に並べて電子レンジで加熱（2～3分）し、水気をきって冷ます。②レタスは食べやすい大きさにちぎり、さっと熱湯にくぐらせておく。③フライパンにかに（缶詰は汁ごと）、おろししょうが、酒、水大さじ2（分量外）を入れて中火にかける。沸いてきたらスープのもとと豆腐を入れる。④はしで豆腐を軽くつぶすようにして、かにと豆腐を混ぜる。塩で味を調えて、豆腐が温まったら水溶き片栗粉を回し入れる。⑤器の外縁にレタスを飾り、❹を盛りつける。

特徴とポイント　疲　ダ　塩

- 豆腐は大豆の健康効果をもち、加工によって脂肪と食物繊維を少なくした消化のよい食品。あんかけ風にすることでのどごしがさらによくなり、病後でも食べやすい。
- かには脂肪分が少ないので胃腸への負担が軽く、うまみ成分が豊富なので、体調が悪い時にもおすすめ。
- かにの代わりに貝柱（水煮缶詰）でもよい。
- レタスの代わりにチンゲンサイでもおいしい。
- 豆腐はある程度形が残っているほうが食べやすいので、つぶし過ぎないように注意。

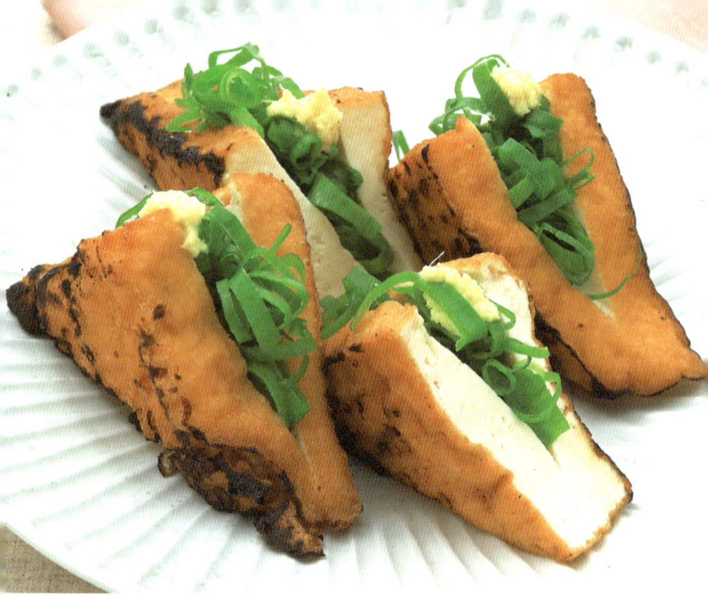

生揚げのカリカリねぎ焼き

★★　た　抗

エネルギー	コレステロール	食物繊維	食塩	脂肪量
97 kcal	0 mg	0.6 g	0.5 g	少

組み合わせるなら

- **だいこんと小松菜のきんぴら**（p76）→小松菜でビタミンCやミネラル類を補う。だいこんには健胃作用があり消化を促進する。
- **かぼちゃとさつまいものスイートサラダ**（p84）→かぼちゃのビタミンE、さつまいものビタミンC、食物繊維をプラス。

材料（2人分）

生揚げ（三角形）2個
葉ねぎ・しょうが各適量
しょうゆ少々

作り方

①生揚げに横から切り込みを入れておく。
②焼き網に生揚げを並べ、中火で両面がパリパリしてくるようにこんがり焼く。
③器に盛り、❶で入れた切り込みに刻んだ葉ねぎをつめる。
④おろししょうがをのせ、しょうゆをかけていただく。

特徴とポイント 疲 ダ 塩

- **大豆の健康効果がつまった豆腐料理。生揚げのたんぱく質、ねぎとしょうがの香味成分で免疫力アップ。**
- **網焼きにして油を落としているので、余分な脂肪が加わらないヘルシーメニュー。しょうがの辛みで減塩しやすいのもポイント。**

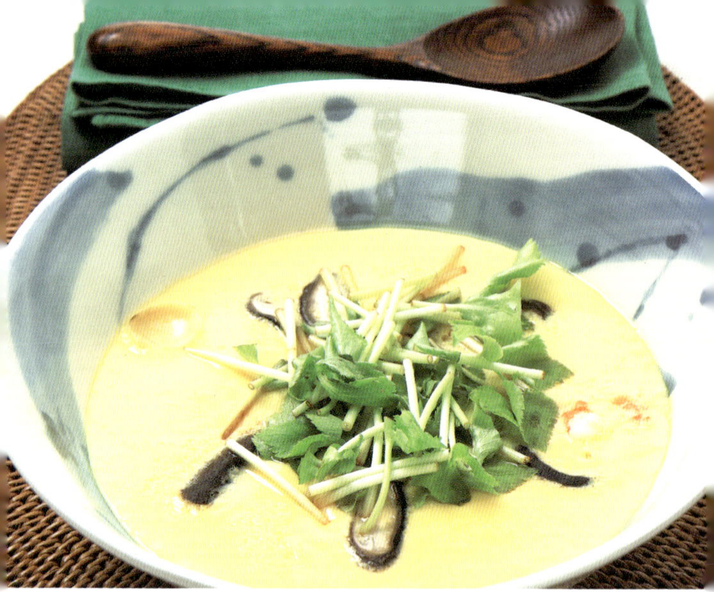

ごちそう茶わん蒸し

★★　ビ　た　腸

エネルギー	コレステロール	食物繊維	食塩	脂肪量
122 kcal	134 mg	3.0 g	2.1 g	少

組み合わせるなら

- **チンゲンサイと枝豆のあえ物**（p72）、**たこと海藻のマリネ**（p90）→緑黄色野菜や海藻を使ったメニューでビタミン・ミネラルや食物繊維をプラスする。
- **なすとみょうがのみそ汁**（p98）→なすの抗酸化成分とみょうがの食欲増進や健胃作用を加える。

材料（2人分）

卵1個　むきえび8尾　しいたけ2枚
ゆり根1個　みつば適量　だし1·1/3カップ
うすくちしょうゆ小さじ2/3　塩少々
みりん小さじ1

作り方

①えびは背わたを取って半分、しいたけは薄切りにする。ゆり根は根を切ってから小片に分けて水で洗い、茶色の部分を切り落とす。みつばはざく切りにする。②鍋にしいたけ、ゆり根、だし、しょうゆ、塩、みりんを入れ中火にかける。ゆり根が半透明になったらえびを加え、赤くなったら火を止めてあら熱を取る。③卵を溶いて、❷に混ぜ合わせる。④深さのある耐熱皿に❸を流し入れ、ラップをして電子レンジ（弱）で4～5分加熱する。⑤いったん外に出して、器を左右に揺すり、卵液の固まり具合にムラがないよう混ぜる。⑥さらに約3分加熱して、全体が固まったらみつばをのせる。

特徴とポイント　疲　ダ

- **卵は良質なたんぱく質源。しかも免疫力を支えるために必要かつ不足しがちなミネラル類（亜鉛やセレン）を多く含む。**
- **香味野菜を仕上げにのせると免疫力がさらに増進。**
- **なかの具は、ぎんなんや季節のきのこ類、かにやかまぼこ、ささ身でもおいしい。**
- **❸でだしが冷めていないと卵が固まってしまう。菜箸でかき混ぜて湯気が出てこない程度まで冷まし、かき混ぜながら卵を加えるようにする。**

もう1品！

じゃこピーマン

★★　ビ　抗

材料（2人分）

ピーマン3個
ちりめんじゃこ大さじ2
しょうゆ小さじ1/2　油少々

エネルギー 30 kcal　食塩 0.5 g

作り方

① ピーマンは縦半分に切って種を取り、一口大に切る。
② フライパンに油を熱しピーマンを炒める。しんなりしたら、ちりめんじゃこを加えてさらに炒め、仕上げにしょうゆを加える。

香りあえ

★★★　ビ　抗

材料（2人分）

みつば50g　青じそ6枚
かつお節4g　ぽん酢大さじ1

エネルギー 16 kcal　食塩 0.7 g

作り方

① みつばは3cmのざく切り、青じそは縦半分に切って1cm幅に切る。
② ❶をよく混ぜ合わせ、器に盛る。かつお節、ぽん酢をかける。

副菜

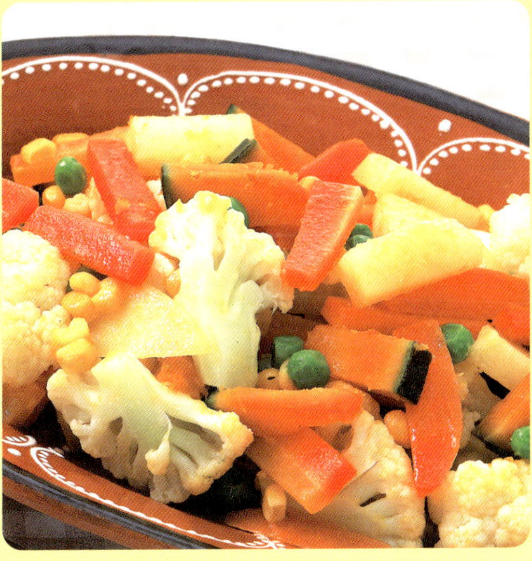

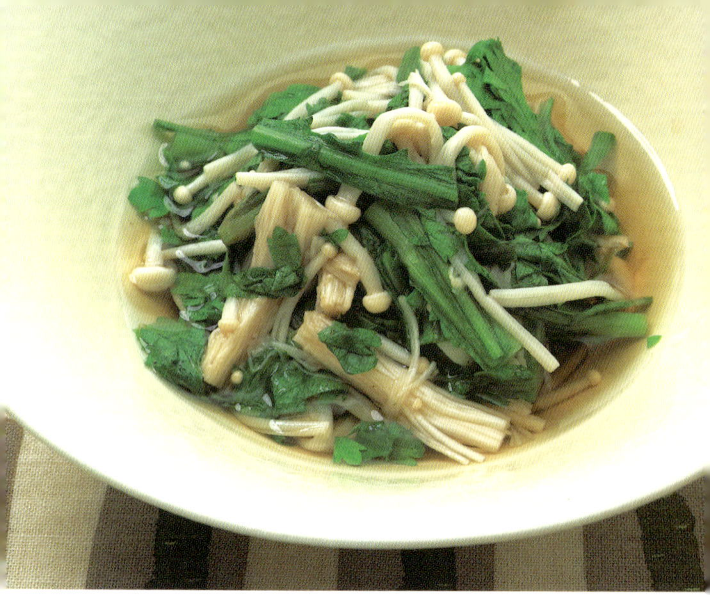

春菊とえのきたけのだしびたし

★★★ ［ビ］［抗］［腸］

エネルギー	コレステロール	食物繊維	食塩	脂肪量
21 kcal	0 mg	2.9 g	0.9 g	少

組み合わせるなら

- **納豆チーズトースト**（p26）→総菜パンなどに追加するとビタミン・ミネラル類、食物繊維が補給でき、脂肪はセーブできる。
- **しめさばの彩りなます**（p42）→春菊のβ-カロテンに青魚などのDHAやIPAを加えて免疫力アップ。

材料（2人分）

春菊1/2束（100g）　えのきたけ小1パック（70g）
だし汁1カップ　塩小さじ1/3
うすくちしょうゆ小さじ1/2

作り方

①春菊は根を落として4cmのざく切りにする。
②えのきたけは石づきを取って半分に切り、ほぐす。
③❶、❷をさっとゆでる。
④鍋にだし汁を入れ、塩としょうゆで味を調えて冷ます。
⑤❹に❸入れ、10分ほどひたしておく。
⑥器に盛りつけ、上から軽く❹のだし汁をかける。

特徴とポイント　疲　ダ　塩

- **春菊は緑黄色野菜の代表選手。老化を防ぐ成分のほかに、鉄やカルシウムなどミネラル類も豊富。えのきたけの食物繊維も加わり、腸の環境を整えて免疫力がアップ。**
- **⑥のだし汁は、少しだけかけることがポイント。おいしさはそのままで減塩できる。**
- **春菊のほか、ほうれんそうや水菜（京菜）、えのきたけの代わりにしいたけやしめじでもおいしい。**
- **だし汁が熱いまま青菜を入れると色が悪くなるので、人肌程度には冷ますこと。**

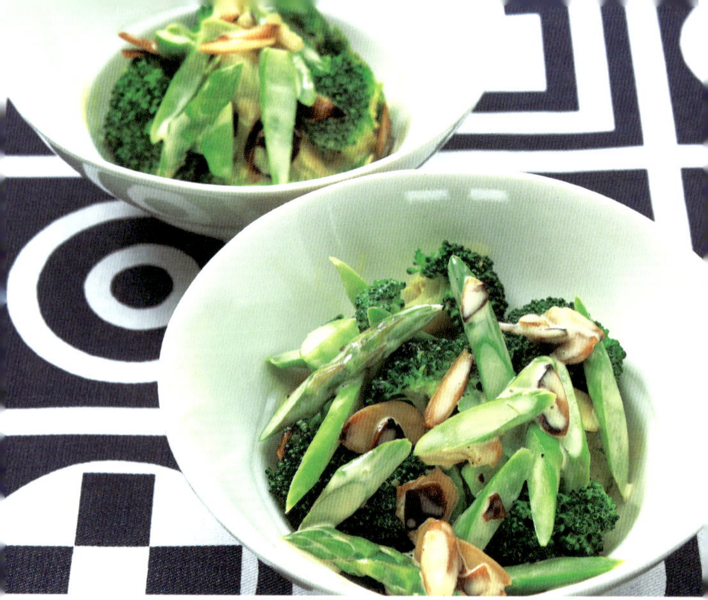

アスパラガスとブロッコリーのわさびマヨネーズ

★★★ ［ビ］［抗］［腸］

エネルギー	コレステロール	食物繊維	食塩	脂肪量
159 kcal	7 mg	3.6 g	0.8 g	普通

組み合わせるなら

- **うなぎとしめじの新緑あえ**（p44）→豊富なβ-カロテンとビタミンCが、うなぎに含まれるビタミンEの効果をパワーアップさせる。
- **豆腐のかにあんかけ**（p60）→免疫細胞の材料となるたんぱく質を追加する。

材料（2人分）

グリーンアスパラガス4本　ブロッコリー1個

スライスアーモンド大さじ1

Ⓐ[マヨネーズ大さじ2　しょうゆ小さじ1　練りわさび小さじ1/2]

作り方

① アスパラガスは斜め薄切り、ブロッコリーは小房に分けてゆでる。

② スライスアーモンドはフライパンで軽くいる。

③ ボウルにⒶを入れてよく混ぜる。

④ 皿に❶を盛りつけ❸をかける。仕上げに❷を散らす。

特徴とポイント　ダ　塩

- ブロッコリーとアスパラガスは緑黄色野菜でβ-カロテンがたっぷり。また、身がしっかりしているのでビタミンCが熱で壊されにくい。食物繊維も豊富できのこや海藻類が苦手な人にもおすすめ。
- 緑黄色野菜には、余分なコレステロールから体を守る効果がある。肉を食べる機会が多い人や生活習慣病が気になる人はとくに摂取したい食品。
- アーモンドにはビタミンEが多く含まれ、免疫力を維持するのに必要なビタミン類が豊富に含まれる。
- わさびとしょうゆで味にアクセントがついているので、マヨネーズの量が少なくてもおいしくいただける一品。
- アーモンドの代わりに、いったちりめんじゃこでもおいしい。

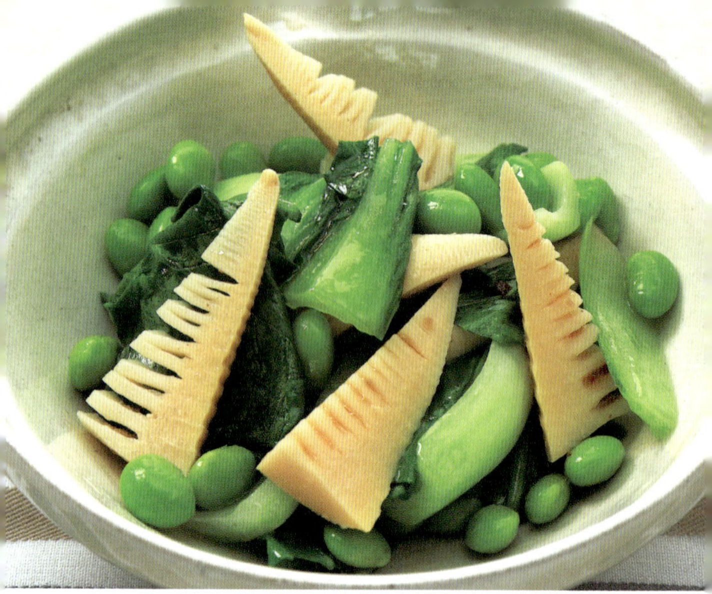

チンゲンサイと枝豆のあえ物

★★★ 〔ビ〕〔抗〕

エネルギー	コレステロール	食物繊維	食塩	脂肪量
69 kcal	0 mg	3.9 g	1.2 g	少

組み合わせるなら

- **かれいとわかめの煮つけ**（p32）→肉や魚など野菜類の食品数が少ないメニューにプラスする。
- **あじと青じそのぽん酢がけ**（p36）→青魚の健康効果を活かし、不足しているビタミン類を補う。

材料（2人分）

チンゲンサイ2株　枝豆（さやつき）ふたつかみ
たけのこ（ゆで）50g
ノンオイルドレッシング（市販）大さじ2

作り方

①チンゲンサイは葉と茎に分け、茎の太い部分は縦半分に切ってゆでる。
②枝豆はゆでて豆だけを取り出し、たけのこは一口大に切る。
③大きめのボウルにチンゲンサイ、枝豆、たけのこを入れ、ドレッシングであえる。

特徴とポイント　疲　ダ　塩

- チンゲンサイは緑黄色野菜。クセが少ないのであえ物などにしても食べやすい。
- 枝豆は大豆の未熟豆。大豆の健康効果に加え、ビタミンB_1、B_2、葉酸も多く、クロロフィルなど抗酸化作用をもつポリフェノール類もたっぷり。
- たけのこは食物繊維が豊富で、便秘解消やがん予防にも効果がある。
- チンゲンサイの代わりに、キャベツや菜の花、枝豆の代わりに、そら豆、グリンピースでもおいしい。
- ドレッシングはノンオイルタイプを使用すると味の相性がよい。中華味や和風味がおすすめ。
- 枝豆などは冷凍食品を使うと便利。

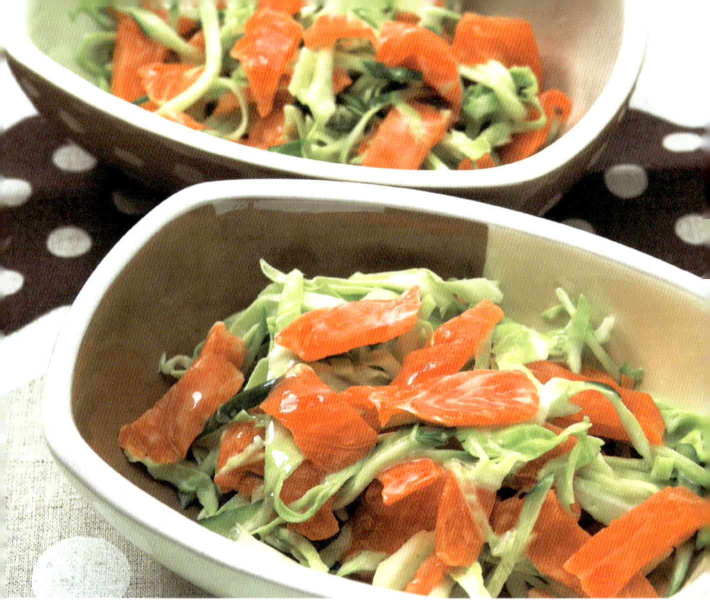

キャベツとサーモンのコールスロー

★★★ ビ た 抗 腸

エネルギー	コレステロール	食物繊維	食塩	脂肪量
89 kcal	15 mg	0.8 g	0.3 g	少

組み合わせるなら

- **あさりのねぎにら炒め**（p46）→脂肪量が少ないので、野菜量の多いメニューと組み合わせれば減量中でも安心。
- **鶏肉とカリフラワーのピリ辛炒め**（p56）→キャベツには消化促進効果があるので、肉料理と一緒にとるとよい。ビタミン類も追加される。

材料（2人分）

キャベツ60g　きゅうり1/2本　スモークサーモン4枚
フレンチドレッシング（市販）大さじ1

作り方

① キャベツときゅうりは太さを揃えて、やや太めのせん切りにする。

② サーモンは短冊状に細長く切る。

③ 器に❶、❷を入れ、ドレッシングであえる。

特徴とポイント　疲　ダ　塩

- キャベツにはビタミンC、ビタミンUなど胃腸の粘膜保護に役立つ成分がたっぷり含まれている。
- サーモンの赤身はビタミンA、B_1、B_2、E、Dが多く、キャベツやきゅうりに不足しているビタミン類をカバーすることができる。
- サーモンの代わりに、かに風味かまぼこでもよい。
- やわらかい春キャベツの出回る時期がおすすめ。そうでない場合はスライサーで薄切りにするとよい。
- 新たまねぎを薄くスライスしたものを追加してもおいしい。普通のたまねぎの場合は水にさらしてから用いる。
- サーモンとドレッシングに塩分が含まれているので野菜に塩をしてしんなりさせる手間がいらない。

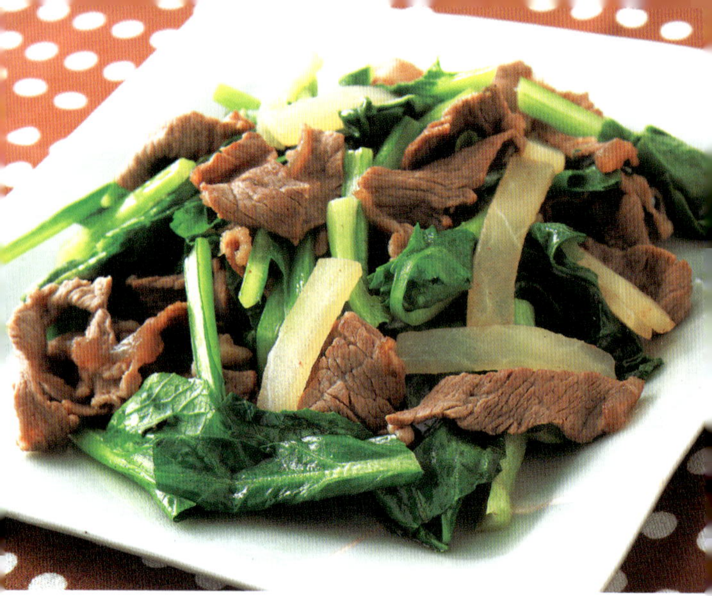

だいこんと小松菜のきんぴら

★★★ ビ 抗

エネルギー	コレステロール	食物繊維	食塩	脂肪量
97 kcal	13 mg	1.9 g	2.6 g	少

組み合わせるなら

- **手羽元のさっぱり煮**（p58）→免疫細胞の材料となるたんぱく質を追加。食物繊維たっぷりの根菜メニューで腸の環境を整える。
- **ごちそう茶わん蒸し**（p64）→卵料理と組み合わせて、ビタミン・ミネラル類をさらに補給する。

材料（2人分）

だいこん8cm（100g）　小松菜1/2束（150g）
牛肉もも薄切り肉（赤身）2枚　酒大さじ1
油小さじ1　しょうゆ大さじ2　砂糖小さじ2

作り方

① だいこんは1cmの短冊切り、小松菜は4cmのざく切り、牛肉は2cmの細切りにしておく。
② フライパンに油を熱し、だいこんがしんなりするまで炒める。
③ 小松菜、牛肉、酒を加えて火を通し、しょうゆと砂糖で味を調える。

特徴とポイント　疲　ダ

- **だいこんは高いがん予防効果が期待される野菜のひとつ。消化酵素も多く含んでいるので胃や腸の不調改善に役立つ。**
- **小松菜は緑黄色野菜のなかでもビタミン類のほか、カルシウムや鉄などミネラル類が豊富。油で炒めることでβ-カロテンの吸収率も高める。**
- **だいこんをかぶやアスパラガス、糸こんにゃくに代えてもよい。**
- **小松菜をだいこんやかぶの葉、春菊、チンゲンサイ、せりにしてもおいしい。**
- **牛肉のほか、うなぎやあさりでもおすすめ。**
- **だいこんを先に炒めて火を通しておくのがコツ。**

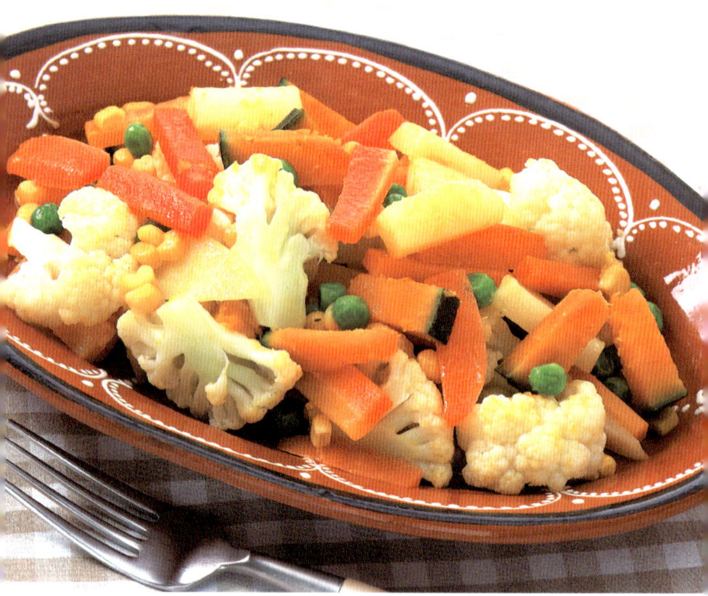

彩り野菜の蒸し煮

★★★ 〔ビ〕〔抗〕

エネルギー	コレステロール	食物繊維	食塩	脂肪量
221 kcal	1 mg	6.6 g	0.7 g	少

組み合わせるなら

- **しめさばの彩りなます**（p42）→青魚メニューと組み合わせると青魚の健康効果にβ-カロテンやビタミンEがプラスされ相乗効果が期待できる。
- **えびチリのフレッシュトマト仕立て**（p50）→肉や魚など野菜の使用量が少ない主菜と組み合わせるとよい。

材料（2人分）

じゃがいも小1個　かぼちゃ90g　にんじん1/2本
カリフラワー1/3個　グリーンピース（冷凍）40g
スイートコーン（冷凍）40g
マーガリン大さじ1·1/2　塩少々

作り方

① じゃがいも、かぼちゃ、にんじんは短冊切りにする。鍋に入れ、ひたひたの水（分量外）を加える。
② カリフラワーは小房に分けて、別鍋でゆでておく。
③ ❶にマーガリンを加え、ふたをして弱火でやわらかくなるまで煮る（約15分）。
④ 煮汁が残り2cmぐらいになったら、グリーンピースとスイートコーンを追加してよく混ぜ、さらに煮る。
⑤ ❸の煮汁がなくなったら火を止める。塩で味を調味し、カリフラワーを混ぜる。

特徴とポイント　疲　ダ　塩

- かぼちゃにはβ-カロテン、ビタミンEが豊富で免疫力アップにおすすめ。カリフラワーにもがんを予防する成分が多く含まれている。
- 野菜は代えてもよいが、種類を減らさないようにするのがポイント。さまざまな栄養成分を取り入れると体内で相乗効果を起こし、免疫力がアップする。
- 冷凍のミックスベジタブルや季節の野菜を加えてもおいしくできる。
- カリフラワーは必ず別にゆでる。あくが混じらずおいしく仕上がる。

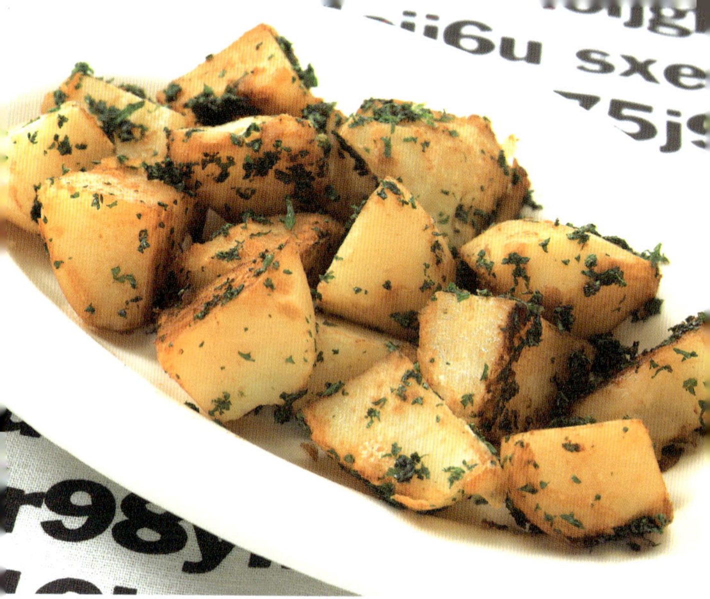

じゃがパセリ

★★★ [ビ] [抗]

エネルギー	コレステロール	食物繊維	食塩	脂肪量
153 kcal	0 mg	2.2 g	1.3 g	少

組み合わせるなら

- **あさりのねぎにら炒め**（p46）→貝類のミネラル類、ねぎやにらに多い香り成分が代謝を促す。
- **生揚げのカリカリねぎ焼き**（p62）→免疫細胞や血液の材料となるたんぱく質を追加する。

材料（2人分）

じゃがいも2個　パセリ1/2束　油小さじ1
しょうゆ大さじ1　砂糖大さじ1·1/2

作り方

①じゃがいもは皮をむいて8等分にし、水からゆでる。パセリはみじん切りにしておく。
②じゃがいもに竹串がすっと入るようになったらざるにあける。
③フライパンに油を熱し(中火)、じゃがいもを入れて軽く炒める。パセリ、しょうゆ、砂糖を加え、全体がよくからまったら火を止める。

特徴とポイント　疲　ダ　塩

- パセリ特有の香り成分テルペン類は発がんを抑制する働きがある。
- ビタミンCやβ-カロテン、鉄が豊富。とくに油と一緒にとるとβ-カロテンの吸収がよくなる。
- じゃがいものビタミンCは加熱してもこわれにくい特徴がある。食物繊維も豊富。
- 甘辛味でパセリがたっぷりとれるメニュー。どうしても苦手な場合は、量を減らしてもよい。また、クレソンやバジルなどの香味野菜に代えてもよい。
- じゃがいもの皮が青くなっている部分は、厚めにむく。また、芽が出ている部分は大きくしっかりえぐり取って。

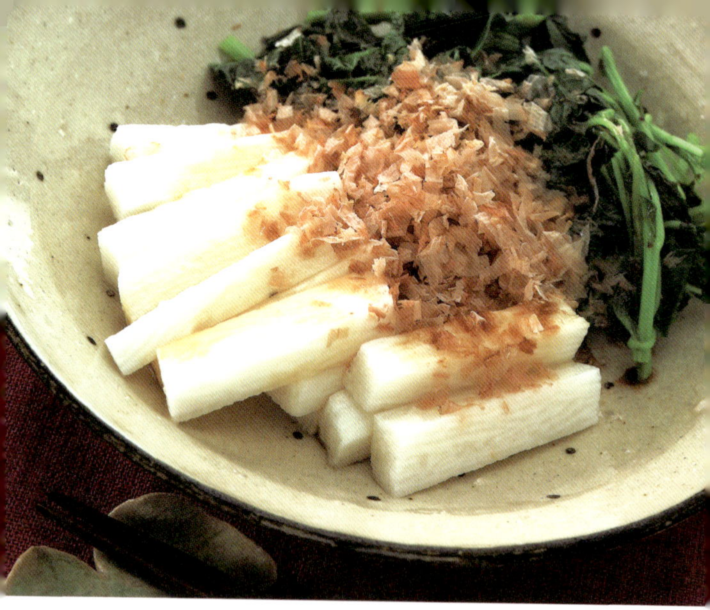

モロヘイヤと長いものあえ物

★★★ [ビ] [抗]

エネルギー	コレステロール	食物繊維	食塩	脂肪量
40 kcal	4 mg	1.8 g	0.3 g	少

組み合わせるなら

- **手羽元のさっぱり煮**（p58）→鶏肉のたんぱく質にモロヘイヤのビタミン・ミネラル類がプラスできるので栄養のバランスがよくなる。
- **豆腐のかにあんかけ**（p60）→豆腐メニューと組み合わせるとたんぱく質の吸収がよくなる。

材料（2人分）

モロヘイヤ1/2袋（50g）　長いも4cm（60g）
かつお節4g　めんつゆ（ストレート）大さじ1

作り方

① モロヘイヤは4cmのざく切りにしてゆで、冷水に放してから軽く水気を絞る。長いもは皮をむいて1cm幅の短冊切りにする。

② 器に❶を盛り、かつお節をのせてめんつゆをかける。

特徴とポイント　疲　ダ　塩

- **長いもとモロヘイヤのねばねば成分はたんぱく質の吸収を促進し、免疫力の基礎となる細胞や筋肉作りを助けてくれる。**
- **モロヘイヤは緑黄色野菜の中でもビタミン・ミネラル類の豊富さはトップクラス。とくに夏の暑さや紫外線から体を守ってくれる食品。がん予防や抗酸化作用といった老化を防ぐ効果も期待できる。**
- **モロヘイヤの代わりに、あしたばやつるむらさきといったクセのある野菜や、ほうれんそう、春菊、小松菜、せりなどでもおいしい。**
- **しょうゆよりめんつゆがおすすめ。ほのかな甘みをつけて野菜のクセをやわらげ、減塩効果もある。**

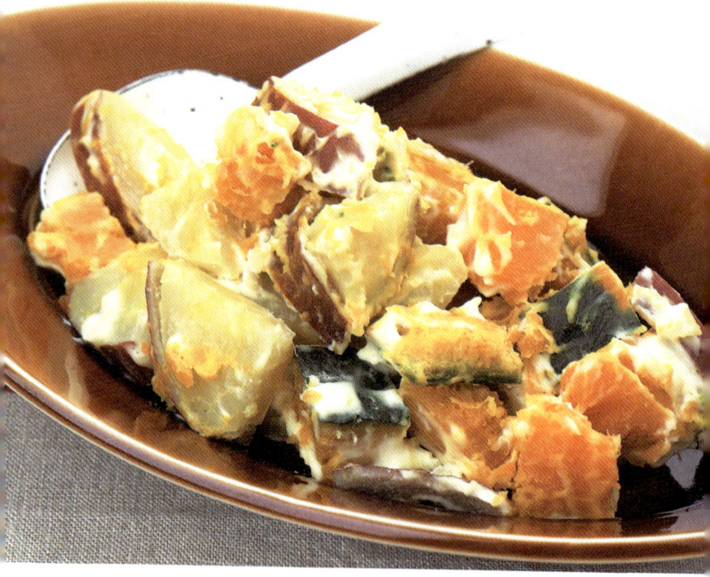

かぼちゃとさつまいものスイートサラダ

★★★ ［ビ］［抗］［腸］

エネルギー	コレステロール	食物繊維	食塩	脂肪量
184 kcal	19 mg	3.1 g	0.2 g	少

組み合わせるなら

- **かつおのステーキ　香味ソース**（p38）→かつおやまぐろのように鉄の多いメニューと組み合わせると血液の材料になり、血行が促進される。
- **牛肉の和風ソテー**（p52）→肉料理に、かぼちゃとさつまいものビタミン類と食物繊維をプラスする。

材料（2人分）

かぼちゃ1/8個（150g）　さつまいも1/4本（50g）

Ⓐ［クリームチーズ20g　牛乳大さじ1

マヨネーズ大さじ1弱　砂糖小さじ2］

作り方

① できれば皮つきのまま、かぼちゃは一口大、さつまいもは1cmぐらいの厚みのいちょう切りにしてゆで、水気をきっておく。

② クリームチーズは室温で軟らかくしておく。

③ ボウルにⒶの材料を入れよく混ぜる。好みで塩少々を加えてもよい。

④ ❸に❶を加えてあえる。

特徴とポイント　疲　塩

- 食物繊維がたっぷりの一品。
- かぼちゃにはβ-カロテン、ビタミンEなど体の老化を防ぐ成分が豊富。さつまいもの皮には、赤紫色の素となるポリフェノール類が多く含まれ、体を老化から守る働きがある。十分に洗って皮ごと食べるとよい。
- クリームチーズには乳酸菌が含まれているので、腸内環境を整えてくれる。
- 好みでりんごのスライスやバナナ（1/2本程度）を加えてもおいしい。
- 作りたてより、30分程度冷蔵庫で冷やしておくと味がなじんでおいしさアップ。

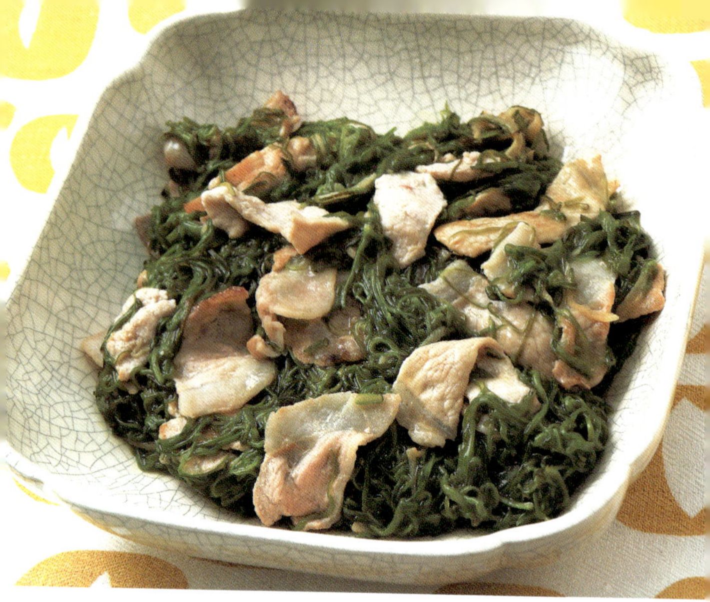

めかぶと豚肉の炒め物

★★★ 抗 腸

エネルギー	コレステロール	食物繊維	食塩	脂肪量
72 kcal	17 mg	1.8 g	0.7 g	少

組み合わせるなら

- 鶏肉とカリフラワーのピリ辛炒め（p56）→ビタミンEが豊富なナッツ類を補給すると血行が促進される。
- ごちそう茶わん蒸し（p64）→卵料理でたんぱく質とミネラル類を補給し、免疫力をさらに高める。

材料（2人分）

めかぶ100g　豚薄切り肉2枚　しょうが2かけ
油小さじ1　うすくちしょうゆ小さじ1

作り方

①豚肉は1cmの細切り、しょうがはせん切りにする。
②フライパンに油を入れ、豚肉としょうがを炒める。
③豚肉に火が通ったら、めかぶとしょうゆを入れてサッと炒める。

特徴とポイント　疲　ダ　塩

- めかぶは食物繊維が豊富で、腸内の善玉菌を活発にする働きがある。
- 豚肉にはたんぱく質のほかビタミンB_1、B_2が多く、代謝を促進して免疫力を高める働きがある。
- しょうがの辛みを加えることにより、食塩量を抑えることができる。
- めかぶの代わりに、すきこんぶやめかぶ、茎わかめもおすすめ。

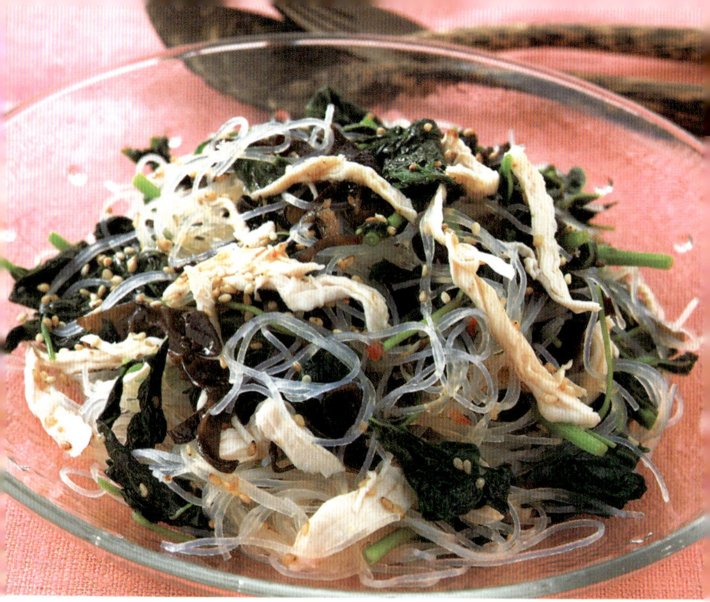

はるさめサラダ

★★★ ［ビ］［抗］

エネルギー	コレステロール	食物繊維	食塩	脂肪量
161 kcal	16 mg	4.2 g	1.1 g	少

組み合わせるなら

- **あさりのねぎにら炒め**（p46）→貝類のミネラル類、ねぎやにらに多い香り成分が代謝を促す。
- **えびチリのフレッシュトマト仕立て**（p50）→色合いの異なるメニューと組み合わせることで、抗酸化成分が相乗効果をもたらす。

材料（2人分）

緑豆はるさめ（乾）30g　きくらげ（乾）3g　ささ身1本
旬の青菜（モロヘイヤなど）50g
ごま大さじ2　ノンオイルドレッシング（市販）大さじ2

作り方

① はるさめは湯で戻し、きくらげは水で戻す。ささ身はゆでてほぐし分けておく。
② 青菜は4cmのざく切りにしてゆで、冷水に放して軽く絞って水をきる。戻したきくらげは細切りにする。
③ ボウルにはるさめ、ささ身、青菜、きくらげ、ごまを入れ、ドレッシングを加えて全体をよく混ぜる。

特徴とポイント　ダ　塩

- 旬の素材は味もよく含まれている栄養素も多い。免疫力を高めるメニュー選びのポイントとなる。
- ごまは青菜のくさみを消してくれるほか、抗酸化作用があり、発がん物質から細胞や遺伝子を守ってくれる。
- 季節の青菜はほうれんそう、小松菜、春菊、せり、チンゲンサイ、モロヘイヤなどでおいしい。
- ささ身の代わりに刻んだロースハムを使ってもよい。
- ドレッシングはノンオイルタイプの物がさっぱりとしていて味の相性もよい。中華味がおすすめ。

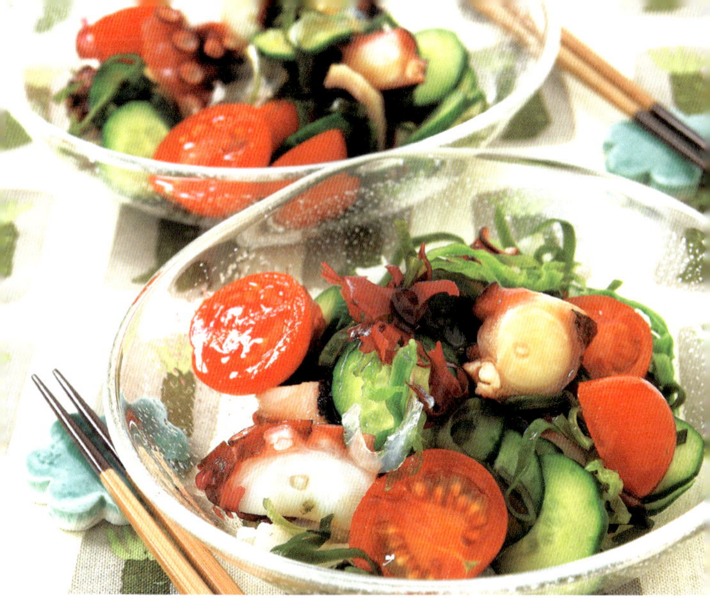

たこと海藻のマリネ

★★★ ［ビ］［抗］

エネルギー	コレステロール	食物繊維	食塩	脂肪量
43 kcal	35 mg	1.5 g	1.0 g	少

組み合わせるなら

- **納豆チーズトースト**（p26）、**まぐろとアボカドの中華あえ**（p40）→免疫力アップに必要なビタミン・ミネラル類を追加する。
- **牛肉の和風ソテー**（p52）→血液の材料となる、牛肉のたんぱく質や鉄を加えて免疫力全体をパワーアップ。

材料（２人分）

ゆでたこの足小2本　海藻サラダミックス（乾燥）2g
きゅうり1本　ミニトマト6個
ノンオイルドレッシング（市販）大さじ1

作り方

①たこときゅうりは一口大に、ミニトマトは縦半分に切る。海藻サラダミックスは水で戻しておく。
②ボウルに❶を入れ、よく混ぜ合わせる。
③器に❷を入れ、ドレッシングをかける。

特徴とポイント　ダ　塩

- ノンオイルドレッシングを使っているので、脂肪分が少ないメニューとなっている。三杯酢でも味の相性がよい。エネルギー量も少なく、食物繊維が多いので減量中の人にもおすすめ。
- たこのほか、いかやえび、ほたて貝柱、あさりなどでもよい。
- 海藻サラダミックスの代わりに、わかめなどでもおいしい。

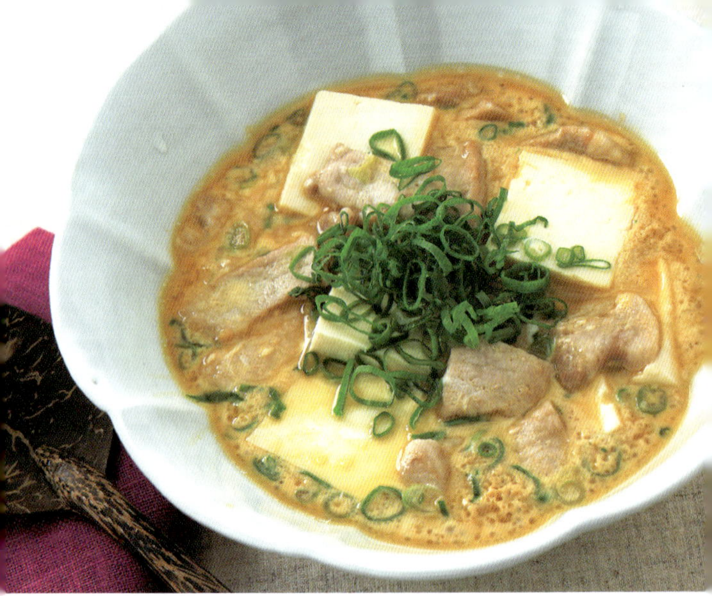

豆腐蒸し

★★　[た] [抗]

エネルギー	コレステロール	食物繊維	食塩	脂肪量
160 kcal	66 mg	0.5 g	2.0 g	少

組み合わせるなら

- 春菊とえのきのだしびたし（p68）→食物繊維が豊富なきのこを使ったメニューで腸内環境を整える。
- はるさめサラダ（p88）→青菜類を使ったメニューでビタミン、ミネラル類を補給する。

材料（2人分）

絹ごし豆腐1/2丁(200g)　豚ロース肉（しょうが焼き用）40g　卵1/2個　葉ねぎ適量　しょうが1かけ　油適量

Ⓐ[みりん大さじ1/2　酒大さじ1/2　しょうゆ大さじ1·1/2]

作り方

①豆腐は4等分し、皿に並べてレンジで2～3分加熱する。水気をきって少し冷ましておく。

②豚肉はこま切れ、ねぎはみじん切りにする。

③ボウルに豚肉、おろししょうが、Ⓐを入れ、軽くもんでおく。

④フライパン油を熱し、❸を焼く。豚肉に軽く火が入ったら火を止める。調味液は煮つめなくてよい。

⑤溶き卵、豆腐、豚肉（漬けだれごと）、2/3量の葉ねぎを加えて粗く全体を混ぜる。

⑥深さのある耐熱皿に❺を入れ、ラップをかけて電子レンジで約4分加熱する。

⑦仕上げに残りの葉ねぎを散らす。

特徴とポイント　疲　ダ

- 豚肉にはたんぱく質のほかビタミンB_1、B_2が多く、代謝を促進する。さらにねぎと組み合わせることで吸収がよくなり疲労回復効果がアップ。
- しょうがを加えることで味が引き締まり、食欲が低下しているときでも食べやすくなる。

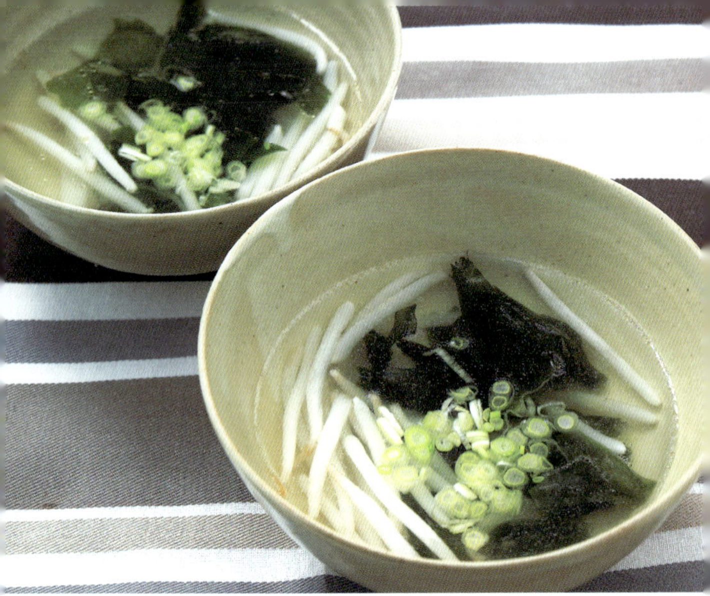

もやしとわかめのスープ

★★　抗　腸

エネルギー	コレステロール	食物繊維	食塩	脂肪量
17 kcal	0 mg	0.8 g	1.0 g	少

組み合わせるなら

- **かつおのステーキ　香味ソース**（p38）→かつおのたんぱく質にミネラル類が豊富な海藻のスープを組み合わせる。
- **牛肉の和風ソテー**（p52）→汁物で肉類の食べ過ぎを防ぐ。牛肉の鉄にもやしのビタミンCをプラスすると吸収率がアップ。

材料（2人分）

もやし60g　わかめ（乾燥）2g　ねぎ適量
中華スープのもと適量　水300cc　ごま油適量
塩・しょうゆ各少々

作り方

①もやしは軽く水洗いし、わかめは水で戻す。ねぎは刻んでおく。
②鍋に中華スープのもとと水を入れて煮立てる。もやしを加え、火が通ったらわかめ入れて、塩としょうゆで味を調える。
③風味づけにごま油をたらし、器に盛ったらねぎをのせる。

特徴とポイント

- **野菜や海藻類をとりやすいのがスープ類。ミネラルと食物繊維が豊富に含まれている。**
- **もやしに多いビタミンCは水に溶け出しやすいが、スープにすると逃さず摂取できる。**
- **もやしとわかめはエネルギーが低いのも特徴。ダイエット時にもおすすめ。**
- **薬味のねぎには免疫力を活発にする成分（アリシンなど）がたっぷり。**

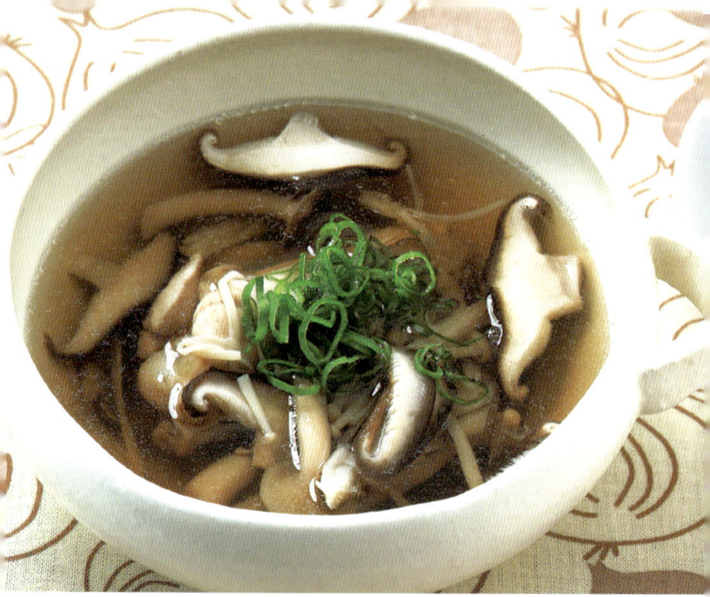

たっぷりきのこ汁

★★★ 腸

エネルギー	コレステロール	食物繊維	食塩	脂肪量
43 kcal	14 mg	2.2 g	1.1 g	少

組み合わせるなら

- **たいの蒸し物**（p30）、**たちうおの蒲焼き**（p34）→食物繊維やビタミン類が多いので、焼き魚や煮魚メニューと組み合わせる。
- **えびチリのフレッシュトマト仕立て**（p50）、**鶏肉とカリフラワーのピリ辛炒め**（p56）→肉類がメインで食物繊維が少ない主菜にプラス。

材料（2人分）

生しいたけ4枚　しめじ・まいたけ・えのきたけ各25g
鶏肉もも肉30g　葉ねぎ適量　だし汁2カップ
酒大さじ1　塩・しょうゆ各大さじ1/4

作り方

① しいたけは薄切り、しめじとまいたけはほぐし、えのきたけはほぐして半分の長さに切る。鶏肉は皮は外して3cmのこま切れにする。
② 鍋にきのこと鶏肉、だし汁を入れて火にかけ、煮立ったらあくを取る。具に火が通ったら、酒、塩、しょうゆで味を調える。
③ 器に盛り、刻んだねぎをのせる。

特徴とポイント　ダ

- **きのこ類の種類が多いので、それぞれのきのこ特有の免疫力増強効果がたっぷりとれる。**
- **具の量が多くなると汁の割合が減るので食塩摂取量を減らすことができる。**
- **鶏肉の皮を外してあるので、コレステロールが気になる人にもおすすめ。**
- **鶏肉の代わりに、つくねや豚肉、鴨肉でもよい。きのこの風味が気になる場合は、仕上げにこしょうをふると食べやすくなる。**
- **野菜を増やしたいなら水菜（京菜）やかいわれだいこんなどをプラスするとビタミンCが補給でき、味もよくなる。**

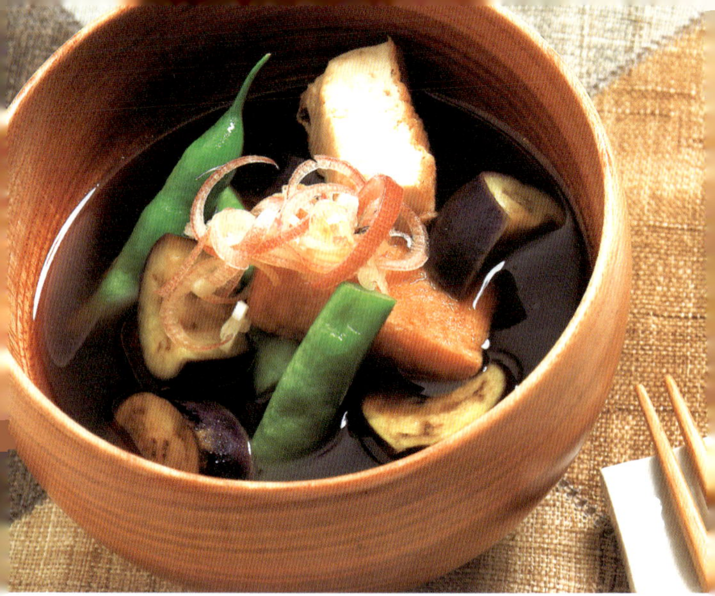

なすとみょうがのみそ汁

★★★ [た] [抗]

エネルギー	コレステロール	食物繊維	食塩	脂肪量
139 kcal	1 mg	2.9 g	1.9 g	少

組み合わせるなら

- **あじと青じそのぽん酢がけ**（p36）→酢や薬味、香辛料で味つけしたメニューは食塩量が少ないので、汁物と組み合わせると全体としては減塩できる。
- **たこと海藻のマリネ**（p90）→生野菜と組み合わせると、余分なナトリウムを排出する効果のあるカリウムがより豊富になる。

材料（2人分）

なす大1個　みょうが1個　さやいんげん5本
生揚げ（三角形）2個　だし汁1·1/2カップ
赤みそ大さじ1·1/2

作り方

① なすは縦半分にして1cm厚さの輪切り、みょうがは小口切り、さやいんげんは3等分にする。
② 生揚げは厚さ半分に切り、さらに4等分に切って味がしみこみやすいようにする。
③ 鍋にだし汁、なす、生揚げを入れて中火で煮る。なすがしんなりしたら、さやいんげんを加える。
④ みょうがを加え、みそを溶き入れる。

特徴とポイント

ダ

- **なすは皮ごと使うのがポイント。なすの皮の紫色には高い抗酸化作用をもつポリフェノールがたっぷり含まれている。**
- **みょうがなどの香味野菜には、がん予防成分が多く含まれている。**
- **大豆製品には骨粗しょう症などに役立つイソフラボンが豊富。がん予防も期待できる。**
- **なすから水分が出るので、だし汁とみそは少なめでもおいしく仕上がる。**
- **みょうがのない時期はねぎの薄切りで代用できる。**

かぼちゃのオレンジ煮

★★★　ビ　抗

材料（2人分）

かぼちゃ150g　オレンジジュース（果汁100％）100cc　砂糖小さじ2

エネルギー 102 kcal　食塩 0 g

作り方

① かぼちゃは一口大に切って鍋に入れ、水がかぶるぐらいの水を加えて軽く煮る。

② かぼちゃに竹串が刺さるぐらいになったらざるにあけ、ゆで汁を全部捨てる。かぼちゃを鍋に戻し、オレンジジュースと砂糖を加え弱火で10～12分煮る。

かぶのまるごと炒め

★★★　ビ　抗

材料（2人分）

かぶ（葉つき）1個　油小さじ1　塩小さじ1/2　こしょう少々

エネルギー 35 kcal　食塩 1.0 g

作り方

① かぶの白い部分（根）は皮をむいて半分にし、5mm程度の薄切りにする。葉は縦半分にしてからざく切り、軸は3cmのざく切りにする。

② フライパンに油を熱し、根を炒める。半分ぐらい火が通ったら葉と軸を加えて、塩、こしょうで味を調える。

デザート

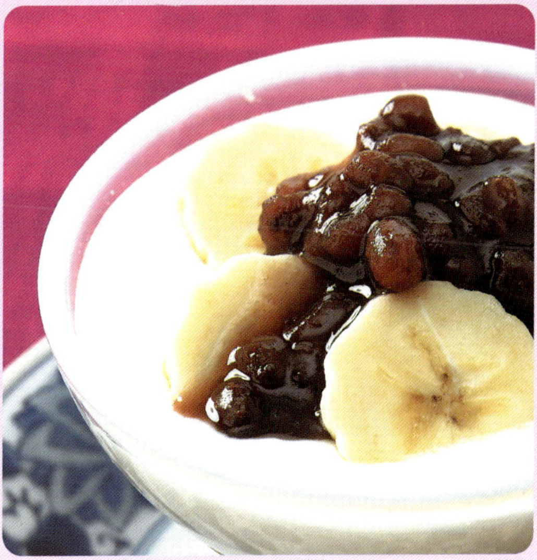

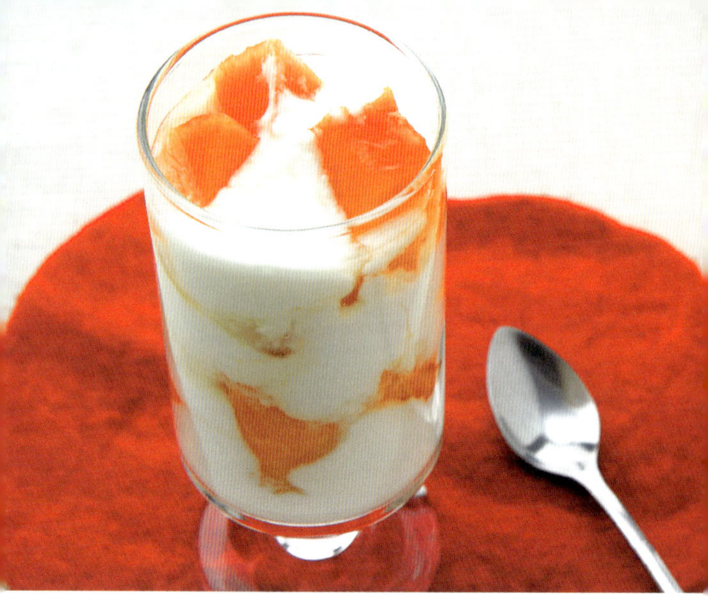

メロンヨーグルト

★★★　ビ　た　抗　腸

エネルギー	コレステロール	食物繊維	食塩	脂肪量
146 kcal	10 mg	0.4 g	0.1 g	少

組み合わせるなら

- 納豆チーズトースト（p26）→パンのメニューに果物のビタミン、ヨーグルトの乳酸菌やカルシウムをプラス。
- 食後のデザートや間食、朝食に。

材料（2人分）

メロン果肉160g　ヨーグルト（無糖）160g
はちみつ大さじ2

作り方

①メロンは一口大に切る。
②グラスにメロン、ヨーグルト、はちみつの順に入れ、これを何層かに重ねる。

特徴とポイント　疲　ダ　塩

- メロンの芳香成分には、高いがん予防効果が認められている。
- ヨーグルトにかけるはちみつにはオリゴ糖が豊富。乳酸菌がオリゴ糖を食べてより活発に働き、免疫力の約七割を支える腸の善玉菌を増やす効果がある。
- メロンの代わりに、りんごやキウイフルーツ、いちご、オレンジ、パパイヤ、マンゴーもおすすめ。ブルーベリーやグレープフルーツは、かなり甘くしないと食べづらいので避けたほうが無難。
- メロンの果肉は緑肉系でも赤肉系でもよいが、このレシピでは後者のほうが味がよい。果肉が緑肉系の場合、白ワインを数滴ふると風味がぐっとよくなる。

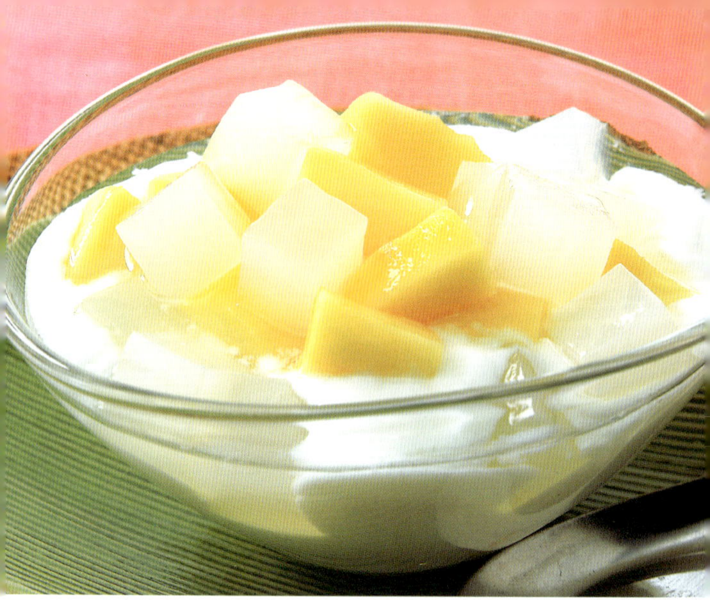

トロピカルヨーグルト

★★★ ビ た 抗 腸

エネルギー	コレステロール	食物繊維	食塩	脂肪量
135 kcal	10 mg	1.3 g	0.1 g	少

組み合わせるなら

- たちうおの蒲焼き（p34）→肉や魚の主菜メニューで、野菜が少ない時のビタミン類や食物繊維の補給源として。
- 低エネルギーのデザートなので、整腸のために毎日取り入れてもよい。

材料（2人分）

マンゴー1個　ヨーグルト（無糖）160g
ナタデココ約10粒　シロップ適量

作り方

①マンゴーは一口大に切る。
②器にマンゴー、ナタデココ、シロップ、ヨーグルトを入れる。甘みはナタデココのシロップで調節する。

特徴とポイント　疲　ダ　塩

- 南国の強い日差しを受けて育ったマンゴーは、紫外線対策にもなる栄養成分やポリフェノール類、ビタミンCが豊富。
- ヨーグルトにたっぷり含まれる乳酸菌には、腸を若く保つ効果がある。果物に果糖が十分に含まれているので、ヨーグルトは無糖タイプを選ぶ。
- マンゴーの代わりにパパイヤ、オレンジ、もも、パイナップル、キウイフルーツ、いちごなどの果物もおいしく、体の老化を防ぐ成分が多く含まれている。また、缶詰よりも旬の新鮮な果物を用いたほうが免疫力を上げる効果が大きい。

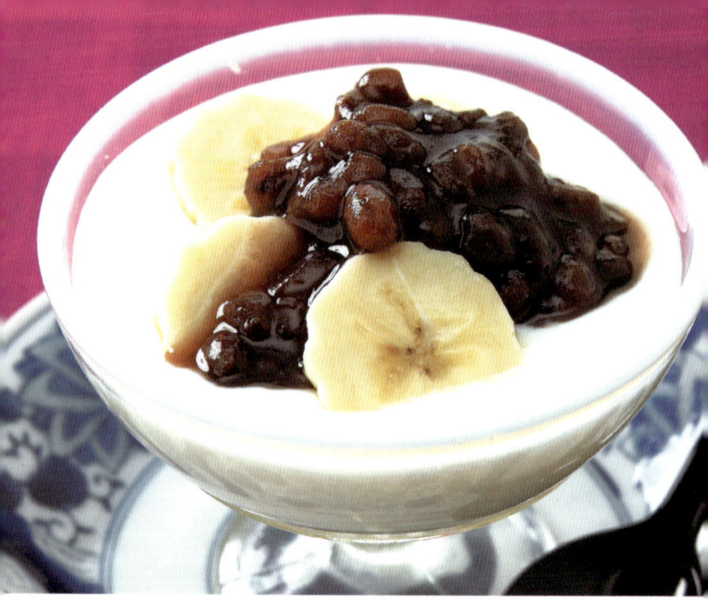

あずきとバナナヨーグルト

★★★ た 抗 腸

エネルギー	コレステロール	食物繊維	食塩	脂肪量
136 kcal	10 mg	1.2 g	0.1 g	少

組み合わせるなら

- **野菜たっぷりそば**（p22）→めん類のメニューにプラスすると、不足しがちなカルシウムなどのミネラル類を補うことができる。
- 食が細い人やお腹の健康が気になる人の間食としてもおすすめ。

材料（2人分）

ゆで小豆（缶詰）大さじ1
バナナ1·1/2本
ヨーグルト（無糖）160g

作り方

①バナナは皮をむいて、食べやすい大きさに切る。
②器にヨーグルトを入れてバナナを飾り、小豆をかける。甘みは小豆の量で調節する。

特徴とポイント 疲 ダ 塩

- ヨーグルト、バナナ、小豆ともに腸の調子を整える成分が豊富。腸を若々しくするだけでなく、便秘予防にも効果的。
- バナナは体のエネルギー源になりやすいので、疲れている時に食べると疲労回復が早く進む。
- 小豆が入っていることで、砂糖を加えなくても甘さを感じることができ、ヨーグルトが苦手な人にも食べやすい味になっている。

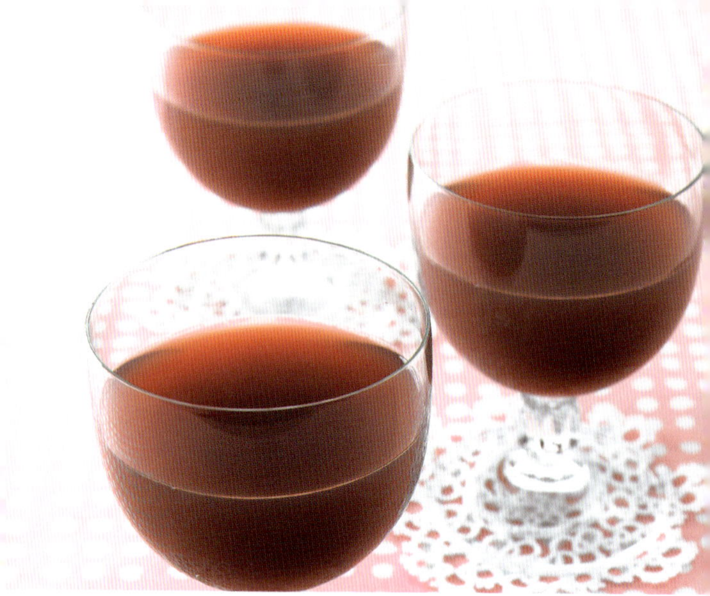

ワインゼリー

★★★ [た] [抗] [腸]

エネルギー	コレステロール	食物繊維	食塩	脂肪量
118 kcal	0 mg	0.0 g	0.0 g	少

組み合わせるなら

- **かきのキムチフライ**（p48）→主菜のボリュームが多めでもデザートが食べたい時に。
- **中華風冷しゃぶ**（p54）→血管の老化を防ぐポリフェノール類が豊富なので、良質なたんぱく質と組み合わせれば、免疫力の基礎力が高まる。

材料（グラス４個分）

ワイン（赤）1カップ　砂糖75g　粉ゼラチン5g
オレンジジュース（果汁100％）1/4カップ

作り方

① ゼラチンを水（分量外）で10分程度ふやかす。
② 鍋にワインと砂糖を入れ、❶を加えて煮溶かす。ゼラチンは煮立てないのがコツ。
③ ❷をボウルに入れ、氷水であら熱を取る。オレンジジュースを加えて、少しとろみが出るまで混ぜる。
④ ❸のあら熱が取れたら、グラスに注ぎ、冷蔵庫で冷やし固める。

特徴とポイント　ダ　塩

- **赤ワインは、ぶどうのジュースに比べてもポリフェノールの量が多く、体の老化を防ぐ効果が高い。これにオレンジジュースを加えることで、ビタミン類も補給できる。フルーツの甘さがあるので、砂糖が控えめでもおいしい。**
- **アルコールが苦手な場合は、ワイン1カップをワイン100cc+水100ccに代えたり、紫色の濃い、果汁100％のぶどうジュースを使用するとよい。**

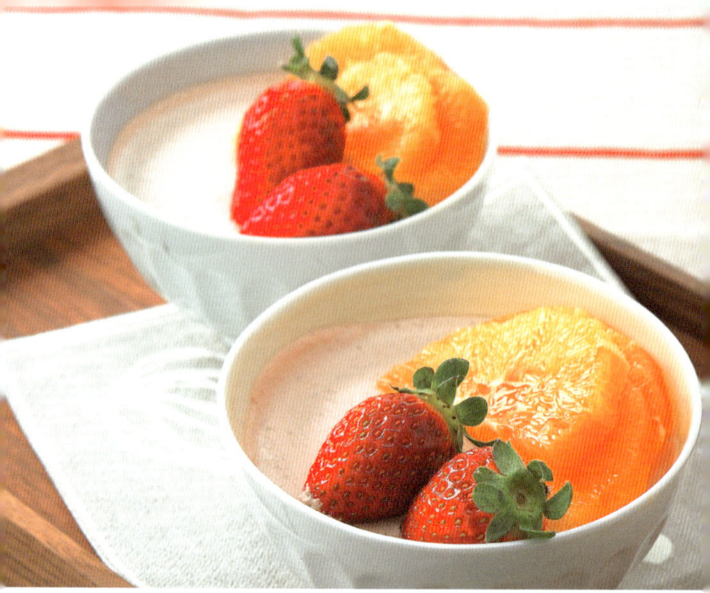

ココアババロア

★★★ ［た］［抗］

エネルギー	コレステロール	食物繊維	食塩	脂肪量
277 kcal	48 mg	1.4 g	0.1 g	多

組み合わせるなら

- 和風たらこスパゲティ（p24）→めん類やサンドイッチなど、軽めの食事と組み合わせるとエネルギー過剰を防ぐことができる。
- 甘みが沈静効果をもたらし、ストレスをやわらげて、弱った免疫力を回復させてくれる。おやつにおすすめ。

材料（カップ6個分）

牛乳2カップ　ココア大さじ3　砂糖80g
粉ゼラチン10g　生クリーム1パック（200g）
オレンジ1·1/2個　いちご12粒

作り方

① ゼラチンは水（分量外）でふやかす。
② 鍋に牛乳1カップとココア、砂糖を入れて軽く煮溶かす。ココアは先に砂糖と少量の湯（分量外）で溶いておくとよい。
③ ❷に残りの牛乳と❶を加え、ゼラチンが完全に溶けるまで弱火で温める。
④ 大きめのボウルで生クリームを七分立て（とろみがつく程度）にする。
⑤ ❹に❸の1/3程度を入れて混ぜ、均一になったら残りを加えてしっかりと混ぜ合わせる。カップに流し入れ、冷蔵庫で冷やし固める。
⑥ 食べやすい大きさに切った、オレンジといちごを飾る。

特徴とポイント　疲　塩

- **ココアに多く含まれているポリフェノールは、体の免疫能力を活性化し、老化予防にも効果がある。**
- **オレンジやいちごは果糖が少なく、免疫力を底上げするビタミンCが豊富。また、いちごはがん予防効果が期待できる食品リストの“ベリー類”に該当する。**
- **飾りのフルーツは何でもよいが、缶詰は栄養成分がかなり失われているので旬の物か冷凍の物を用いる。**
- **ココアを使うことで、チョコレートの風味は味わえるうえ、脂肪分をカットすることができる。**

さやいんげんのごまみそあえ

★★★　ビ 抗

エネルギー 56 kcal　食塩 0.9 g

材料（2人分）

さやいんげん140g

Ⓐ[赤みそ大さじ1　砂糖小さじ1
みりん小さじ1/2　水小さじ1/2
白いりごま小さじ2]

作り方

① さやいんげんは両端を切り落とし、半分に切ってゆでる。Ⓐを混ぜ合わせておく。

② ゆであがったさやいんげんを器に盛り、Ⓐをかける。

めかぶのみそ汁

★★★　抗 腸

エネルギー 36 kcal　食塩 2.0 g

材料（2人分）

めかぶ100g　青ねぎ適量
だし汁2カップ
みそ大さじ2

作り方

① 鍋にだし汁を入れ、みそを溶いておく。

② 椀にめかぶを入れて❶を注ぎ、軽くかき回す。

③ 刻みねぎをのせていただく。

免疫力を高める食品リスト

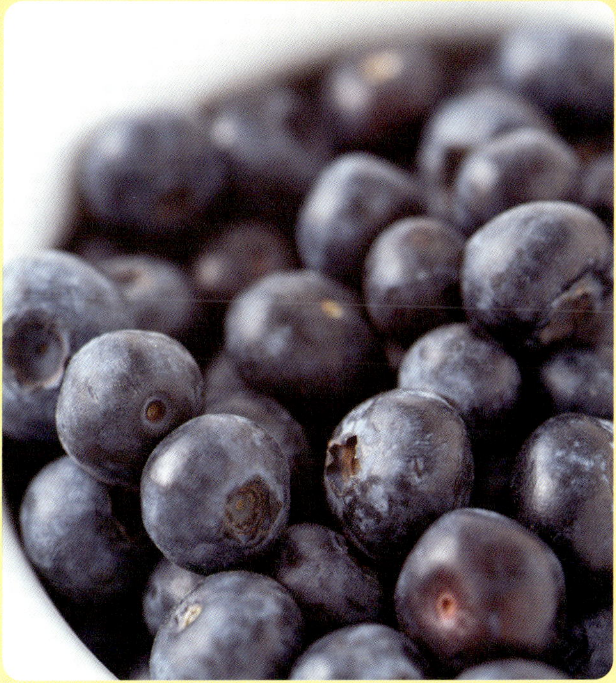

しそ

〔ビ〕　〔抗〕

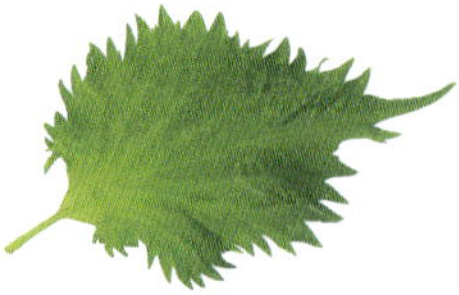

香り成分テルペン類は強い殺菌作用をもつ。がん予防・抑制効果が期待できるほか、アレルギー性の病気の改善にも役立つ。1枚当たりのβ-カロテン、ビタミンC、E、カルシウム、亜鉛含有量も多い。

にんにく

〔ビ〕　〔抗〕

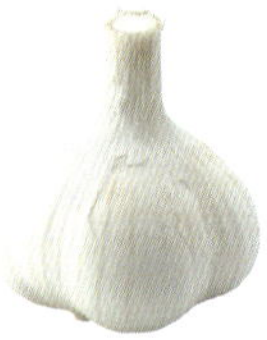

独特の匂い成分アリシンは抗酸化や抗菌、疲労回復作用にすぐれており、刻む、すりおろす、加熱するとさらにパワーアップ。がんや動脈硬化の予防に役立つ。ただし、食べ過ぎは禁物。1日1片を目安とする。

しょうが

〔抗〕

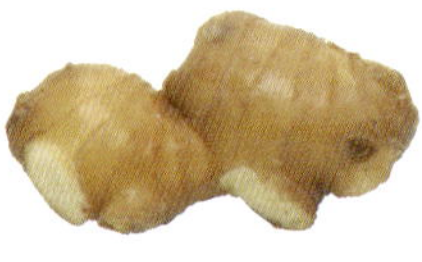

清涼感のある香り成分と辛み成分には健胃、発汗、保温作用に加え、肉や魚の臭み消しや細菌の繁殖を抑える作用もある。がん抑制や抗酸化作用も併せもっているので、薬味や香辛料として使うのがおすすめ。

パセリ

ビ　抗

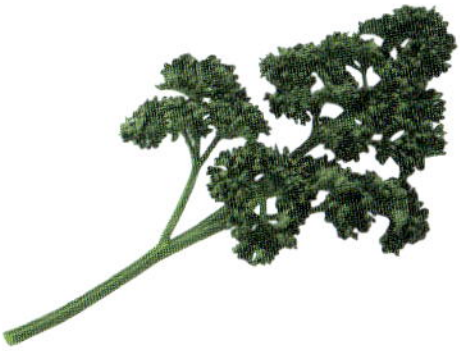

パセリ独特の香りのもととなるテルペン類は、発がんやがん細胞の増殖を抑える働きがある。また、ビタミンCやβ-カロテンを多く含むので、老化予防や食中毒の防止、消臭、貧血予防効果も期待できる。

キャベツ

ビ　抗　腸

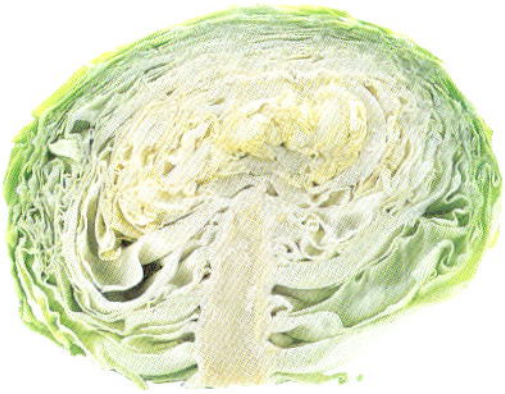

緑色の部分にはカロテン、芯の周辺にはビタミンCが豊富。高い抗がん効果も認められ、免疫力アップにも期待ができる。胃や十二指腸潰瘍を予防し、整腸作用があるビタミンUやカルシウム、食物繊維もたっぷり。

なす

抗

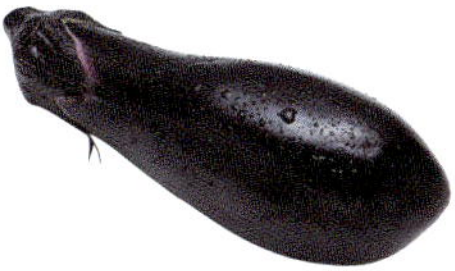

皮の鮮やかな紫色のもととなる色素、アントシアニン（ポリフェノールの一種、ナスニンとも）には高い抗酸化作用がある。体をさびつかせる活性酸素の除去作用があるので皮ごと食べると免疫力がさらにアップ。

セロリ

抗

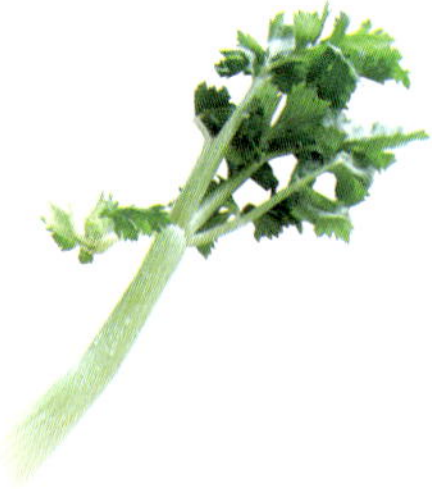

葉に含まれる香り成分アピイン、セダリノッド、セネリンにはすぐれた神経鎮静効果があるので葉も食べるようにするとよい。アピインには疲労回復効果もある。匂い消し効果もあるので口臭予防にも効果的。

たまねぎ

抗

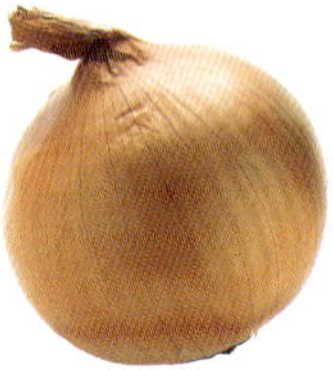

独特の刺激臭のもと硫化アリルは、ビタミンB_1の吸収を高める働きがあり疲労回復に役立つ。また、殺菌、鎮静、発がん物質の抑制などの効果が。すぐれた抗酸化作用をもつケルセチンも豊富で、動脈硬化を予防する。

ごぼう

腸

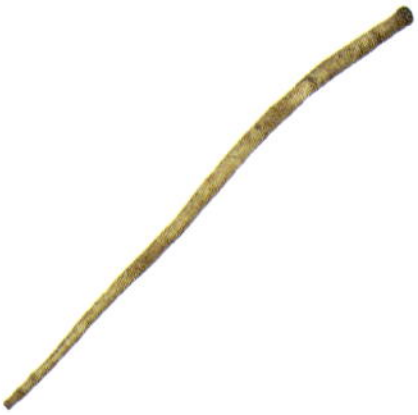

特筆すべきは食物繊維の多さ。ごぼう50gで玄米ごはん一膳分に相当する。また、ごぼうには数種類の食物繊維が含まれるが、とくに多い水溶性食物繊維のイヌリンは発がん物質を吸着し、腸の働きを活発にする。

いも類（じゃがいも・さつまいもなど）

ビ　抗　腸

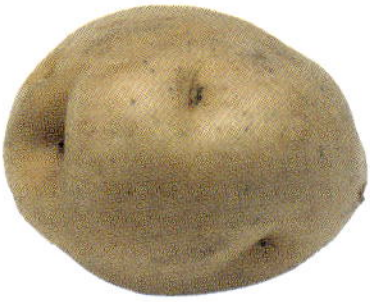

抗酸化力の高いビタミンC、整腸作用のある食物繊維が豊富。ビタミンCは熱に弱いが、いも類の細胞組織はしっかりとしているのでゆでてもこわれにくい。じゃがいもは芽の部分に毒性があるので深くえぐり取ること。

大豆・大豆製品

ビ　た　抗　腸

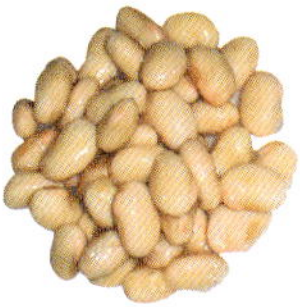

大豆は植物性たんぱく質や鉄、カルシウム、ビタミンE、食物繊維などが多く、老化防止や生活習慣病全般に予防効果がある。また、認知症予防に役立つレシチンも豊富。イソフラボンには更年期の不快症状を抑える効果がある。

だいこん・かぶ

ビ　抗

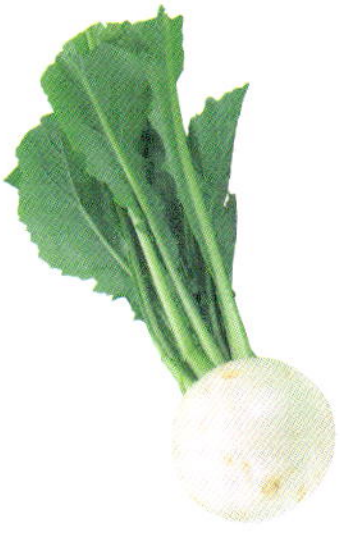

アブラナ科の植物で、高い抗がん作用が期待されている。また、消化酵素が多く含まれているので健胃作用がある。葉にはビタミンC、β-カロテン、鉄、カルシウムが豊富なので、積極的に利用したい。

にんじん

[ビ] [抗]

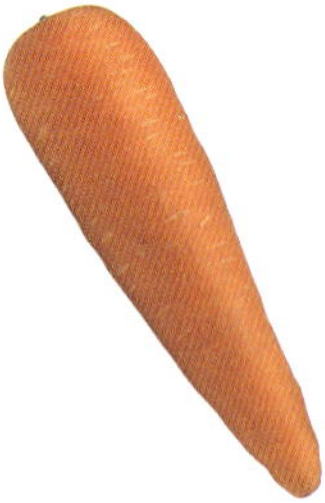

濃いオレンジ色はβ-カロテンが豊富な証拠。抗酸化作用のほかにがん予防効果も期待できる。ビタミンB_1、B_2、鉄、カルシウムも含みかぜ、肌荒れ予防に効果的。東洋種の赤色はリコピンによるものだが、β-カロテンも豊富だ。

かぼちゃ

[ビ] [抗]

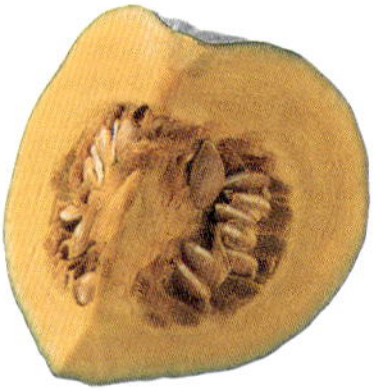

β-カロテンをはじめ、ビタミンC、E、B_2といった抗酸化成分が多いのが特徴。がん予防効果も期待され、免疫力アップに必要な栄養素が豊富。糖質も多く、かぜや冷え性の改善（冷房病予防）、血行促進にも効果がある。

トマト

[ビ] [抗]

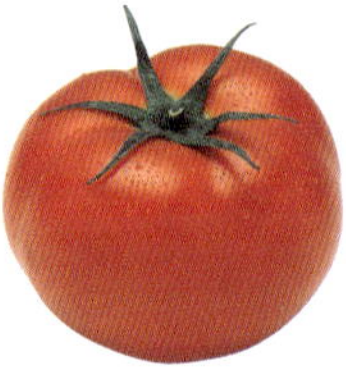

赤の色素で抗加齢効果やがん予防効果のあるリコピンがたっぷり。ビタミンCも豊富で免疫力を整え、紫外線から肌を守ってくれる。ミニトマトは普通の物に比べてビタミンCやβ-カロテンが凝縮されている。

ピーマン

【ビ】 【抗】

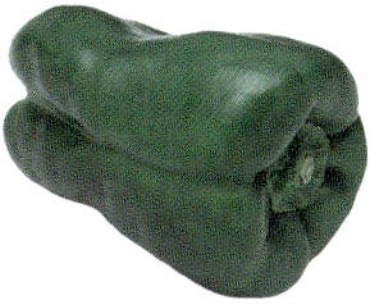

もともとは唐がらしの一種。赤や緑色の成分カプサイシンが強い抗酸化作用をもたらす。さらにビタミンCやB群、カロテン、食物繊維、鉄、カルシウムが豊富で、免疫力増強だけでなく生活習慣病全般の予防にも効果的。

青菜類（ほうれんそう・小松菜など）

【ビ】 【抗】

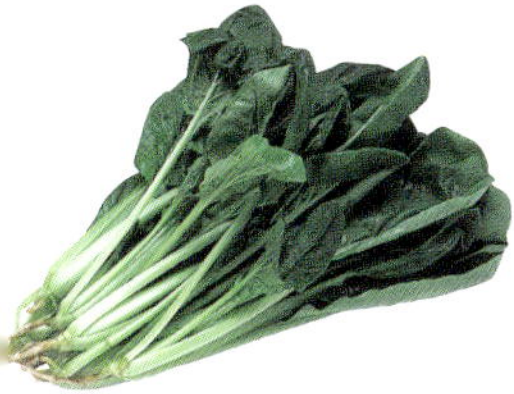

緑黄色野菜でβ-カロテンが多いことに加えて、ビタミンCや鉄、カルシウムが豊富。カロテンは生食よりもゆでたほうが体内での吸収率がよくなり、加熱することでかさが減って、たくさんの量を食べられようになる。

ブロッコリー

【ビ】 【抗】

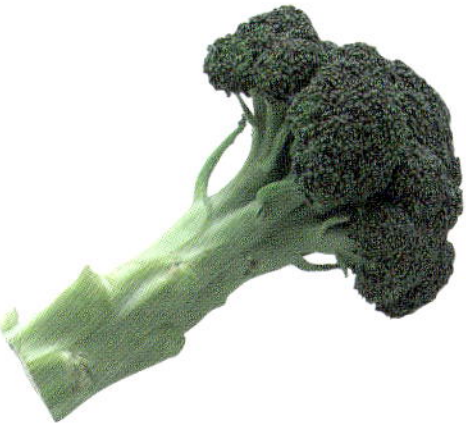

キャベツの変種で、キャベツ同様高いがん予防効果が認められている。細胞組織がしっかりしているので、ゆでてもビタミンCが破壊されにくいのが特徴。カロテン、ミネラルも多く青菜類に匹敵する。

カリフラワー ビ 抗

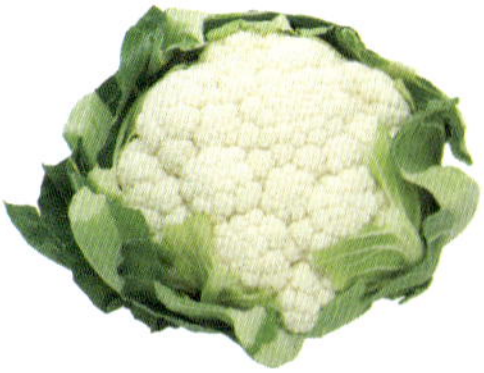

ブロッコリーから改良された野菜で、ビタミンB_1、B_2、C、食物繊維が豊富。イソチオシアネート、ポリフェノール類も多く、免疫力を高め、がんを予防する効果が認められている。

にら ビ 抗

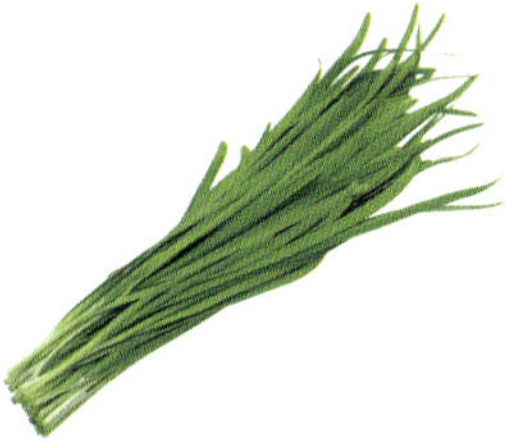

匂いのもと硫化アリルには疲労回復効果やがん予防作用、免疫力アップを助ける働きがある。濃い緑色となるカロテノイドやクロロフィルのほか、ビタミンEも多く、抗酸化成分が豊富。

きゅうり ビ 抗

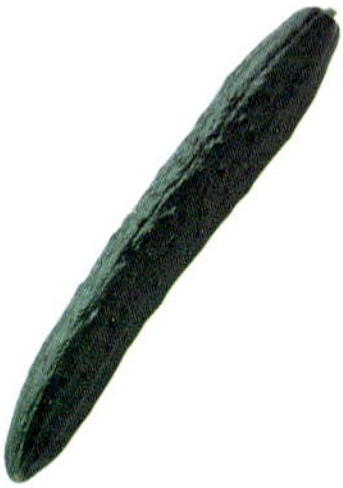

余分なナトリウムを体の外に排出するカリウムが豊富。利尿作用もあり、むくみ解消効果がある。へた近くの皮に含まれている苦み成分ククルビタシンには、抗腫瘍作用が認められているので皮ごと利用したい。

ねぎ・あさつき　〔ビ〕　〔抗〕

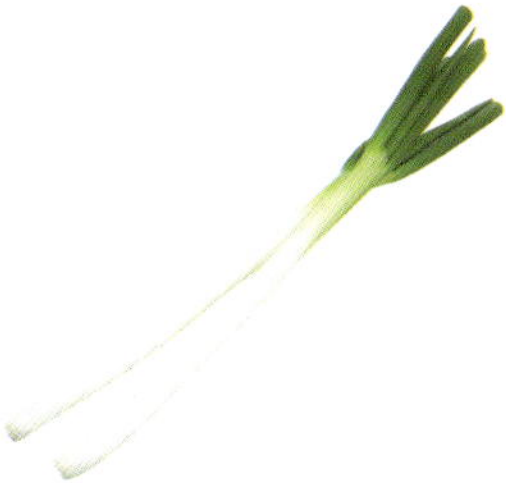

たまねぎやにらと共通する匂い成分硫化アリルが体内のビタミンB_1の吸収を助ける。ポリフェノール類やβ-カロテン、ビタミンB_2、Cが多く、抗酸化作用、がん予防や免疫力アップに貢献する栄養成分が豊富に含まれている。

海藻類(わかめ・のりなど)　〔ビ〕　〔抗〕

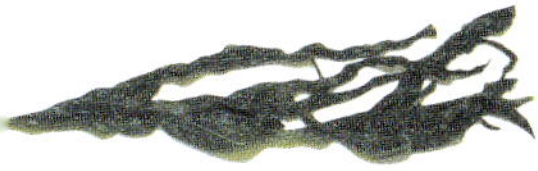

エネルギー量が少なく、免疫力を支えるために必要なミネラル類や食物繊維が豊富なので、積極的に食べたい食品のひとつ。整腸作用や便秘予防に効果があるだけでなく、がん予防にも有効な成分が多く含まれている。

キウイフルーツ　〔ビ〕　〔抗〕

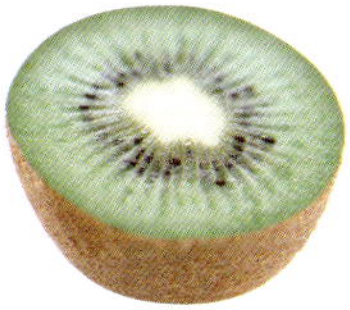

ビタミンCが豊富で、ポリフェノール類やカロテノイドなど、抗酸化作用を多く含んでいる。これらはがん予防のほかに生活習慣病予防や免疫力を支えるのに必要な成分。ただし、熱や空気に弱いので、生食を基本とし、切ったら早めに食べること。

ブルーベリー　［ビ］［抗］

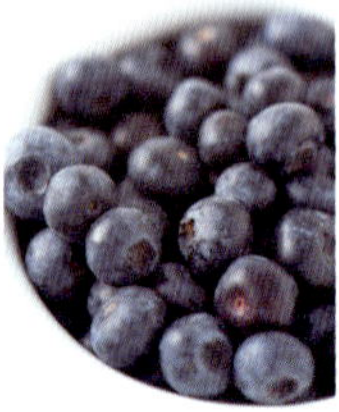

数多くのポリフェノール類が含まれるが、なかでもアントシアニンは眼の健康を向上させる効果が。ビタミンEやカロテノイドも豊富で、抗酸化作用がある。ただし、ジャムで大量に摂取するとエネルギー過剰の原因になるので注意！

いちご　［ビ］［抗］

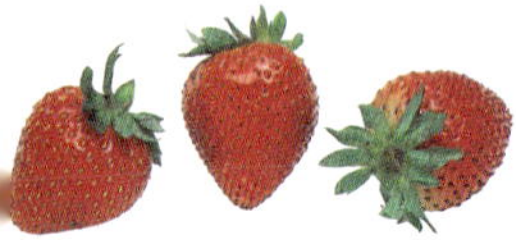

がん予防効果のあるベリー類の一種。豊富なビタミンCがかぜやウイルスから体を守ってくれる。免疫力を高めるほか、アントシアニン、フラボノイド、ケルセチンなどポリフェノール類がたっぷり。生で食べるのがおすすめ。

みかん・オレンジ　［ビ］［抗］

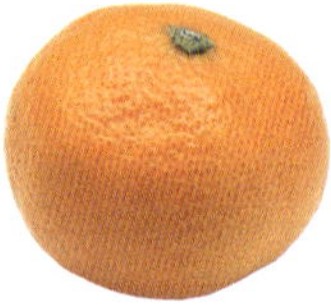

オレンジ色の成分のひとつであるβ-クリプトキサンチンには、発がん抑制作用と高い抗酸化作用が認められている。免疫力を高め、かぜ予防に効果のあるビタミンCも豊富だが、熱に弱いので生か果汁で摂取するのがおすすめ。

グレープフルーツ

[ビ] [抗]

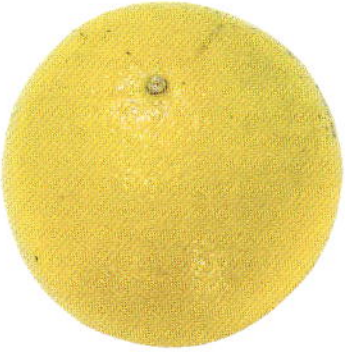

ビタミンCが豊富。果肉の赤い品種にはトマトの赤と同じリコピンが含まれ、すぐれた抗酸化作用がある。苦み成分のテルペン類は、がん抑制効果のある酵素の働きを促し、がん予防に役立つ。

メロン

[ビ] [抗]

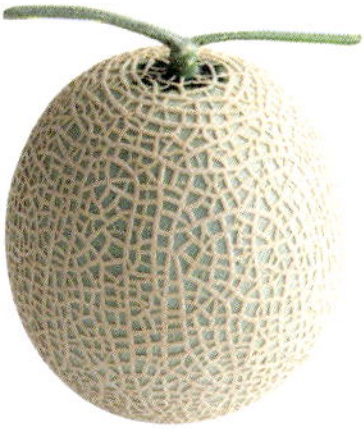

メロン特有の芳醇な香り成分であるテルペン類やアルカロイド、ポリフェノール類により高いがん予防効果が認められている。ただし、アレルギー反応を起こす場合もあるので十分注意すること。

アボカド

[ビ] [た] [抗]

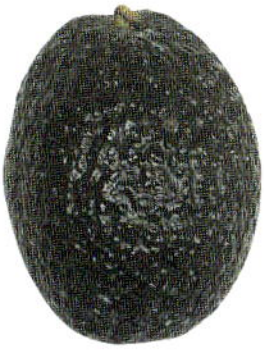

果物にしては珍しく、たんぱく質や脂質も豊富。ビタミンEが大変多く、ミネラルや香り成分のテルペン類、ポリフェノール類なども含まれ免疫力アップに大きく役立つ食品。脂質が多めなので食べ過ぎには注意。

緑茶

抗 腸

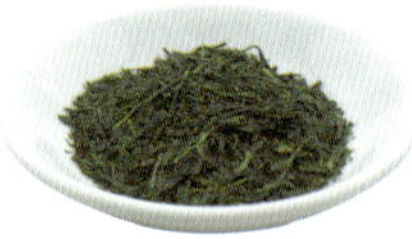

渋み成分カテキンは抗酸化作用によって発がんを抑えるほか、血中脂質の上昇を抑え、腸内の善玉菌を増やす効果など免疫力アップに貢献してくれる。香り成分フラボノイドには口臭予防やリフレッシュ効果もある。

牛乳

ビ た

良質のたんぱく質源であり、鉄やカルシウムなどミネラルも豊富。免疫力の基礎となる体作りに適しているので、1日コップ1杯を目安に摂取したい。コレステロールが気になる人は、無脂肪や低脂肪牛乳を利用してもよい。

ヨーグルト・乳酸菌飲料

た 腸

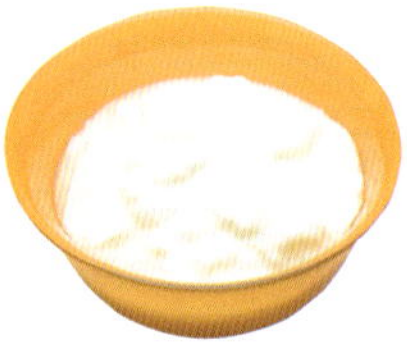

牛乳を乳酸発酵させたヨーグルトは、腸内環境を若く保つのに必要な善玉菌の宝庫。乳酸菌を摂取しやすくした乳酸菌飲料にも同じ効果が期待できる。毎日どちらかを欠かさずとり続けることが免疫力アップに大きく貢献する。

貝類（かき・あさりなど） ビ た

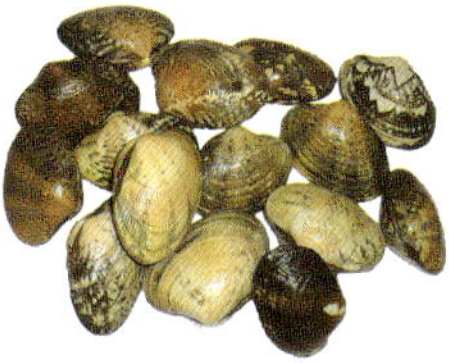

たんぱく質源でありながら、脂肪分が少なくエネルギー量は控えめ。鉄や銅、マグネシウムといったミネラル類が多く、なかでも免疫力を支えるの不可欠な亜鉛が豊富に含まれる。季節によって旬の物を食べるのがおすすめ。

うなぎ ビ た

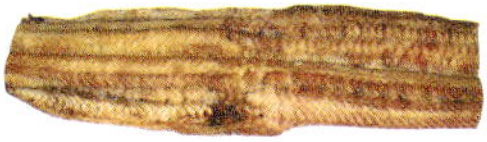

夏ばて解消にはうなぎ、というように、たんぱく質やビタミンB群、Eなど免疫力を支える栄養素が豊富。ただし、すでに弱ってしまった体には、うなぎの脂肪分が消化の負担になることも。酢を使ったうざくなどが食べやすい。

青魚（いわし・あじなど） た 抗

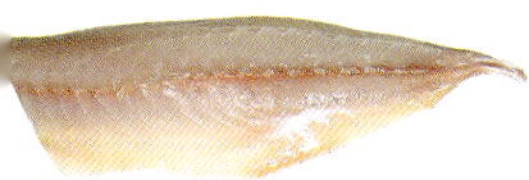

たんぱく質が多く、IPA（EPAとも）やDHAには悪玉コレステロールを減らす効果や脳の機能を高める成分が豊富。抗がん、転移を抑える作用やアレルギー症状の予防や改善をする成分が多く含まれている。

白身魚(かれい・たいなど) ビ た

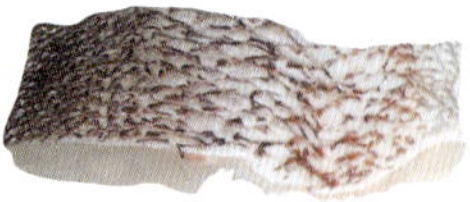

脂肪が少なく低エネルギー。さらにビタミン類や鉄、カルシウムなど免疫力をアップさせる栄養素がたっぷり。良質のたんぱく質も豊富なので、胃腸が弱い人や病後、ダイエット中にもおすすめ。

赤身魚(かつお・まぐろなど) ビ た

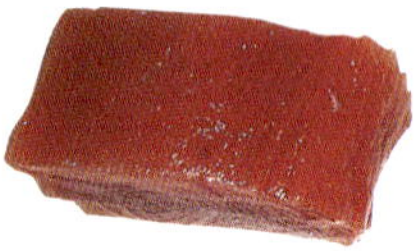

良質のたんぱく質源であるほか、ビタミンB群やD、血液をサラサラにし脳の機能を高めるDHAが豊富なので、生活習慣病やがん予防に効果的。赤身や血合いには貧血を予防する鉄やタウリンもたっぷり含まれている。

さけ た 抗

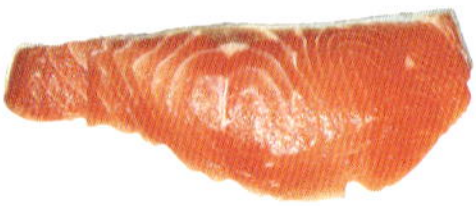

さけ特有の赤色のもとであるアスタキサンチンは、高い抗酸化力をもち、体の免疫力をパワーアップさせる。ビタミンB群やDも豊富で、動脈硬化などの生活習慣病やがんの予防、紫外線から肌を守る効果もある。

肉類（牛肉・豚肉・鶏肉）　［ビ］［た］

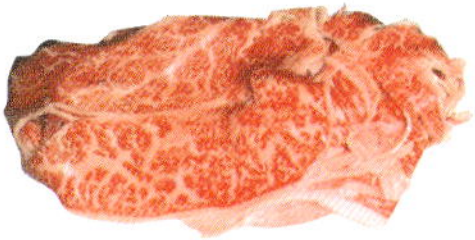

牛肉には鉄が多く、豚肉はビタミンB_1、B_2が豊富、鶏肉は脂肪が少なめといった特徴がある。余分な脂肪をとらないためには、鶏肉は皮の部分を残す、豚肉と牛肉は赤身の部分を選ぶ、などの工夫をするとよい。

卵　［ビ］［た］

良質なたんぱく質に富み、比較的脂肪も少ない。カロテン類のほか、鉄やカルシウムなどのミネラル類も豊富な優良食品。コレステロールは多いが低下させる成分レシチンも含まれているので、回数や量に配慮して食べるとよい。

きのこ類（しいたけ・しめじなど）　［腸］

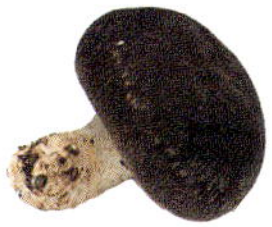

食物繊維の宝庫で腸内環境を整えてくれる。きのこ全般に含まれるβ-グルカンには免疫細胞を活発にし、発がんや悪性化を防ぐ作用がある。ただし、抗がん剤や免疫抑制剤を使用している人は食べる前に主治医に確認をすること。

ハーブ類（バジル・ミントなど）

〔抗〕

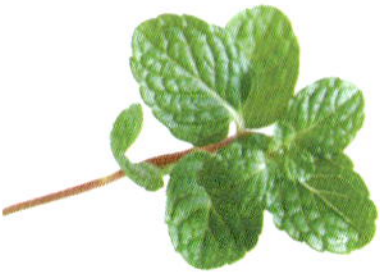

「がん予防効果の期待できる食品リスト」（p15）にはバジル、タラゴン、タイムなどが挙げられているが日本古来の薬味にも同様の効果をもつ物がある。それぞれ特有の香りに殺菌、鎮静、健胃作用などがあり、抗酸化成分も豊富。

香辛料・スパイス類

〔抗〕

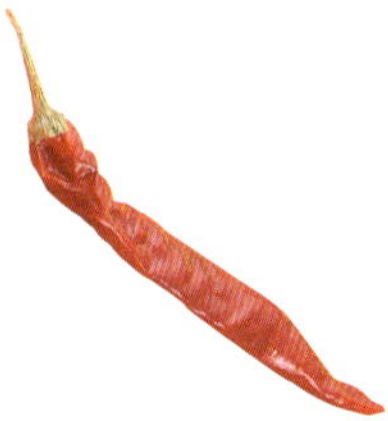

辛みや芳香、色づけなどに用いられる食品の総称で、食欲増進、ストレス解消などの作用がある。唐がらしやこしょう、しょうが、ターメリックなどが有名。これらを混ぜて作ったカレー粉には、わずかな量でも免疫力を上げる効果が。

赤ワイン

〔抗〕

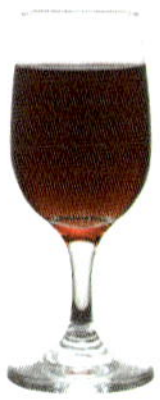

原料であるぶどうにはタンニン、アントシアニン、ケセルチンなど多くのポリフェノールが含まれ、がん予防効果や動脈硬化予防などが期待できる。大変強い抗酸化作用をもつが、あくまでもお酒なので、飲み過ぎないよう注意する。

免疫力を高めるためのQ＆A

Q 玄米や納豆、青汁などは体によいと聞きます。毎日のメニューに追加したほうがよいですか？

A これらの食品は健康に貢献する、すばらしい成分を多く含んでいますが、一方でカリウムも多く含んでいます。腎臓病などでカリウムを控えるように指導を受けている人には向いていません。食物繊維も多いので、消化器の手術後や胃腸障害を抱えている人には消化不良を起こしやすい食品でもあります。

一般に健康によいといわれる食品は、味に個性があり好き嫌いが発生しやすい傾向にあります。「おいしい」と感じない食品を無理に食べる必要はありません。しかも、特定の食品を集中して食べると、その食品のプラス面だけでなくマイナス面も増幅されてしまいます。さまざまな食品をバラエティー豊富に食べることをおすすめします。

Q 「免疫力を高める食事」をはじめてから、どのくらいで効果が現れてくるのでしょうか？

A 食事の効果は日々の積み重ねなので、医薬品のようにすぐ現れるものではありません。日常生活に免疫力を考えた食事内容を取り入れることは日々の健康増進につながりますが、紹介したレシピや食品を多く食べることで病気が治ったりするわけではありません。健康習慣として利用してください。

Q 緑黄色野菜はそのほかの野菜と比べて、栄養効果が高いのではないですか？　また、本の中で紹介されていない食品には栄養効果がないのですか？

A　緑黄色野菜には免疫力アップに役立つ成分が豊富ですが、たまねぎやきゅうりなど色の薄い野菜（淡色野菜）や海藻類にも、高いがん予防効果や免疫力アップにつながる成分が多く含まれていることが判明しています。

また、免疫や食品の健康効果については世界中で研究が進められている途中ですので、今後どんな新しい発見や研究成果があるか予想がつきません。現在のところは、特定の食品や食品のグループにこだわらず、さまざまな食品を種類豊富に食べることを奨励しています。ですから、紹介されていない食品でも、バランスよく取り入れてください。

Q 効果的な食品選びのポイントは？

A　まずは新鮮な物を選ぶこと。可能な範囲で買い置きせず、こまめに買い物に行くといつも新鮮な食品を使うことができます。

ふたつめのポイントは旬の物を使うことです。同じ食品でも旬と季節はずれの物では、含まれている栄養素の量が大きく異なります。レシピには基本の材料のほか、代わりになる食品も多く紹介しています。ぜひ旬の素材で季節感も味わってください。

なお、冷凍野菜・果物は旬の素材を凍結してあるので遜色がありません。しかし水煮や缶詰は加工時にかなりの栄養成分が減ったり、甘みなどが加えられていることがあります。生の状態のものとは別物と考えましょう。

Q 野菜が嫌いです。野菜ジュースやサプリメントで代用することはできないのですか？

A 野菜は免疫力アップに欠かせない食品です。ジュースやサプリメントで代わりにはなりません。これはジュースやサプリメントに加工する段階でさまざまな成分が失われているからです。商品によっては果糖など甘みを加えている可能性もあります。しかし、外食続きなどで野菜不足が気になる時もありますよね。そんな場合の補助として利用するなら、野菜汁あるいは果汁100％のジュースで1日1パック(200mL)程度を目安にしてみましょう。

Q ビタミン・ミネラル類は、サプリメントで追加したほうが効果が上がりやすいのではないですか？

A これらは飲めば飲むほど効果が増進するものではなく、不足症状を解消するものです。偏食や食事制限などでビタミンやミネラル類が不足している場合は、栄養バランスの底上げとしてプラスになります。

しかし、サプリメントは日常の食事ではあり得ない量を一度に摂取することが可能なため、過剰症で体調を崩す場合もありますし、ビタミンＣやＢ群などのように１日の必要量以上に飲むと尿として出てしまうこともあります。飲めば飲むほど効果が上がるというものではない、と考えてください。

Q 外食や持ち帰り総菜の利用が多くても「免疫力」を上げることはできますか？

A レシピ集に収録されているメニューを覚えておき、よく似た料理を注文するのもひとつの方法です。外食が多い場合は、たんぱく質や脂質、炭水化物などは十分補給できるのですが、野菜や果物、きのこ類、海藻類、乳製品が不足しやすい傾向があります。

セットメニューであればサラダなど野菜の料理を追加する、めん類なら冷やし中華やチャンポンのように具が多いメニューを選ぶ、などの工夫もおすすめです。

一方、意外に思われるかもしれませんが、コンビニエンスストアには手軽な免疫力アップに役立つ食品が揃っているのです。サラダやヨーグルト、果物ジュース（果汁100％）など種類も豊富。メインの品（サンドイッチやおにぎり、お弁当など）に1～2品プラスするだけで、栄養のバランスが整ってきます。

[組み合わせ例]

・サンドイッチ（ツナやハムチーズ、卵、野菜などがおすすめ）＋ヨーグルト

・おにぎりやお寿司＋野菜サラダ

・お弁当やめん類＋果物ジュース、またはヨーグルト

ヨーグルトはフルーツ入りなどでもよいでしょう。おかずは、とんかつやコロッケといった揚げ物よりは、焼き魚や野菜が多めに入っているものを選ぶとよいでしょう。

Q 食品アレルギーがあるのですが、どうすればよいでしょうか？

A 医師の診断により特定の食品を除去するように指示されている場合は、必ずそれを守ってください。各メニューには代わりになる食品が用意されていますので、変更しましょう。

また、さばのように「時々アレルギーのような症状が出る」食品があります。これはさばなどの魚は、鮮度が落ちて原因物質が大量に増えることによるアレルギー症状であったり、寄生虫に起因することがほとんどです。ですから、魚介類はできるだけ新鮮なものを購入し、早めに食べるようにしましょう。

Q 香辛料が紹介されていますが、刺激物を控えるようにしている場合はどうしたらよいでしょうか？

A　香辛料、なかでも唐がらしやカレー粉などは、免疫力を活性化する効果や体の代謝を促す効果などがある反面、胃腸などに刺激を与えてしまいます。体調や症状によって避けるのがよいでしょう。

Q 好き嫌いがあるのですが、どうすればよいでしょう？

A　年齢や体調によっても食べ物の好みが変わりますし、好き嫌いは誰にでもあるものです。今回ご紹介したメニューには、これまで食べたことがない食品や意外な組み合わせがあるかもしれませんが、チャンスととらえてチャレンジしてみるのもひとつの方法です。また、各メニューには味を損なわない範囲で代わりになる食品を紹介しています。お好みの食品を使ってアレンジしてください。

Q 現在、食事療法を行うように指示されていますが、免疫力も気になります。どうすればよいでしょうか？

A 病気治療などのため食事療法の指導を受けている場合は、必ずそちらを優先してください。その範囲内で、ご紹介している食品やレシピを選べばよいのです。

また、ご自身の食事療法の内容に合わせて分量を調節したり、材料や料理方法を変更しても免疫力を高める効果が大きく失われることはありません。その時々の体調や使用している医薬品に合わせる臨機応変さが大切です。

「免疫力アップのために、少々食事療法を破っても構わない」ということはありません。食事療法はその名のとおり治療の一環です。免疫力アップにこだわって治療の妨げにならないようにしなければなりません。迷った時は、主治医や管理栄養士・栄養士に必ずご相談ください。

Q 現在、病気療養中ですが民間療法（健康食品やサプリメント、お茶など）も行いたいと思います。併用するとより一層の効果が期待できるのでは？

A 民間療法は、治療の足を引っ張っていることが少なくありませんので、注意が必要です。医薬品を使用中の人は、主治医や薬剤師に相談してから行ってください。

民間療法を行って効果が感じられて症状が緩和・改善された人がいる反面、胃腸や肝臓障害など健康被害を起こしている人がいます。使用して異常を感じたら即中止する冷静さが必要です。

Q 以前はおいしいと思ったメニューなのに、再度食べたらおいしく感じられませんでした。なぜでしょうか？

A 病気療養中の方の場合、服薬中の薬（とくに抗がん剤）によっては味覚が変化することがあります。そうでない場合でも、体調によって食品特有の香りに反応して食欲が落ちてしまうこともあります。体調のよい時にいろいろなレシピに挑戦して、不調な時でも作りやすい、食べやすいメニューを見つけておくと便利ですよ。

Q レシピに書かれている食品で、医師から禁止されているものがあります。どうすればよいでしょうか？

A 食品のなかには、特定の医薬品の効果を弱めたり強めたりする副作用を起こすものがあります。服薬中の方は医師や薬剤師に相談のうえ、控えるべき食品の確認をし、該当する時は避けるようにしましょう。

右の表のほか、抗結核薬イソニアジド（イスコジン）やぜんそく薬テオフィリンはたんぱく質の食べ過ぎで効果が弱まることがありますが通常の食事量では問題ありません。また、免疫抑制剤を使用している人などで「生の食品は禁止」あるいは「加熱してあってもかきは控えるように」といった指導があった場合は、必ず守ってください。各メニューごとに代替できる食品や料理方法をご紹介しましたので、食べてはいけない物があった場合は、参考にしてください。

＜代表的な例＞

医薬品	避けるべき食品
抗凝固薬（ワーファリン）	納豆、青汁
降圧剤、免疫抑制剤、 睡眠導入剤 （上記は種類によります）	グレープフルーツ・グレープフルーツジュース 納豆、青汁
テトラサイクリン系抗生物質	牛乳・ヨーグルト
消化性潰瘍剤H_2ブロッカー（タガメット）、 ぜんそく薬テオフィリン	カフェイン（コーヒー、紅茶、ウーロン茶、緑茶など）
睡眠導入剤、精神安定剤、解熱鎮痛剤、強心薬、糖尿病薬、抗生物質、消化性潰瘍剤H_2ブロッカー（上記は種類によります）、冠血管拡張薬ニトログリセリン	アルコール（すべての種類のアルコール飲料）

調味料などに含まれる
エネルギー量・食塩量一覧

	目安量	エネルギー量（kcal）	食塩相当量（g）
食塩	小さじ1（5g）	0	5.0
うすくちしょうゆ	大さじ1（18g）	10	2.9
	小さじ1（6g）	3	1.0
こいくちしょうゆ	大さじ1（18g）	13	2.6
	小さじ1（6g）	4	0.9
甘みそ	大さじ1（16g）	35	1.0
	小さじ1（5g）	11	0.3
辛みそ	大さじ1（16g）	31	2.0
	小さじ1（5g）	10	0.6
砂糖	大さじ1（8g）	31	0.0
	小さじ1（3g）	12	0.0
みりん風調味料	大さじ1（19g）	43	0.0
ウスターソース	大さじ1（16g）	19	1.3
中濃ソース	大さじ1（15g）	20	0.9
オイスターソース	大さじ1（18g）	19	2.1

メーカーや商品によって異なりますので、
この数値は目安としてください。

	目安量	エネルギー量（kcal）	食塩相当量（g）
トマトケチャップ	大さじ1（16g）	19	0.5
フレンチドレッシング	大さじ1（14g）	57	0.4
和風ドレッシング（ノンオイル）	大さじ1（16g）	13	1.2
マヨネーズ	大さじ1（12g）	84	0.2
米酢	大さじ1（15g）	7	0.0
めんつゆ	大さじ1（16g）	7	0.5
固形コンソメ	1個（4g）	9	1.7
カレールウ	1人分（20g）	102	2.1
サラダ油	大さじ1（13g）	120	0.0
オリーブ油	大さじ1（13g）	120	0.0
ごま油	大さじ1（13g）	120	0.0
バター	1食分（10g）	75	0.2

●「五訂日本食品標準成分表」を参考に作成しています

標準体重・適正エネルギー量の求め方

【標準体重の求め方】

標準体重（kg）＝身長（m）×身長（m）×22

例）身長170cmの人の場合
1.7（m）×1.7（m）×22≒64（kg）

【適正エネルギー量の求め方】

標準体重（kg）×体重1kgあたりの必要エネルギー（kcal）

例）63.5（kg）×25＝1,600（kcal/day）
※体重1kgあたりの必要エネルギーは身体活動レベルによって異なります。
・デスクワークが中心の人や主婦：25～30kcal
・セールスマンや販売員：30～35kcal
・力仕事など重労働中心の人：35kcal

さくいん

プロフィール

著者●菊池真由子（きくち　まゆこ）

管理栄養士、健康運動指導士、サプリメントアドバイザー。
財団法人日本ウエルネス協会評議員。
大阪府出身。武庫川女子大学家政学部食物学科卒業。
大阪大学健康体育部、阪神タイガース、国立循環器病センター集団検診部を経てフィットネスクラブでダイエットや生活習慣病予防、健康づくりの栄養相談を担当。
著書に『免疫力を上げるコツ』『90日記入式健康管理ハンドブック』（同文書院）がある。

●ダイエットクラス　**http://www.diet-class.com/**

料理レシピ作成
菊池真由子(管理栄養士)

料理制作・スタイリング
澤山律子(栄養士)

料理制作アシスタント
菊池理恵

撮影
溝口清秀(千代田スタジオ)

装丁・本文デザイン
清原一隆

校正
夢の本棚社

編集担当
篠原要子

免疫力を高めるとっておきメニュー

著　者
菊池真由子

発行者
宇野文博

発行所
株式会社　同文書院
〒112-0002　東京都文京区小石川5-24-3
TEL (03) 3812-7777　FAX (03) 3812-7792
振替00100-4-1316

印刷
中央精版印刷株式会社
製本
中央精版印刷株式会社

ISBN978-4-8103-7764-4　Printed in Japan